海外館藏中醫古籍珍善本輯存（第一編）

第二十八册

劉金柱　羅　彬　主編

北山友松子醫案
醫案類語
格致餘論疏鈔（一）

廣陵書社

醫案醫話類

北山友松子醫案

（日）北山友松子 原著 （日）北山壽庵 輯

同心齋橋筋博勞町（大坂）高萩安兵衛 延享二年刻本

止山大竹亭画案

〔日〕北山友松子 編著
〔日〕北山寿安　原著

北山醫案序

予隱于浪華城南郊之。有客敲柴扉。乃謂予曰。醫之尚矣。原于岐黃。派于諸家。後世源遠派分。論辯愈多。經義寢闇。是以貴陽者。特慮履霜之至。

責陰者。偏恐龍雷之亢。更陰陽乎秘之潤。各竊一斑。而不能見其全者也。苟非從明師講窺之。則焉能獲溯乎岐黄之本源耶。友松先生。神乎醫者也。居長洲。在東垣。深窺素靈之蘊。其詳著。與夫規矩刪補。纂言方考評議。增廣醫方口訣集。醫方考繩愆。多詳參擇矣。然但恥蔽人不著之書。刪補之。繩愆之。而不著一字之故者。何哉。曰吾聞諸江之

島氏跋

安老人。往日弟子詰問之。吾翁曰。醫理邃遠。玄奧難原。一言一句。具繫于死生。宜刪定自用之方云而可也耳。先賢之大經大法。本在方冊。吾何復贅之耶。蓋務不著

一家之書者。以是故也。家田
已聞常然之秘訣心法。寧將
莫遺于後昆焉耶。何爲壽于
梓。不與衆同焉。固請不已。於
是摘治驗數十條於遺稿。錄
之曰北山醫案。家先大父及

物之仁。則亦不敢私也。儻山野之醫。湖海之遠。初學之士。執彼議湯攻補。庶乎知不其實濟矣。遂命宮廣其傳焉。

延享乙丑重陽日孫道脩謹

書于北山仁壽菴

仁壽菴

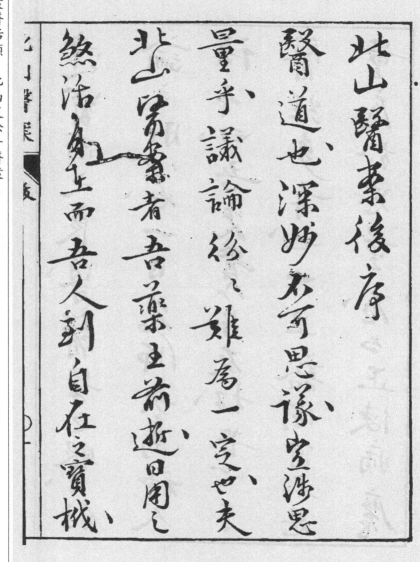

北山醫案後序

醫道也、深妙不可思議、豈涉思量乎、議論紛紛、難爲一定也、夫北山醫案者、吾藥王前、逝日用之煞活手段而吾人到自在之寶機、達寶所之良導、醫學之眼目、經論之肝心也、一日先師矢島神人語予曰、吾先輩子友杉、苦心于醫經多年也、一旦豁開箇不思量底於思量底處、為正使病魔

摶背洗腸，神清氣爽，所謂
一丸消滾病，不假藥方爲意，
信而志斯道者，思量此藥案一丸
手摶不思量，底則如龍得水，如
取芊靠山，如盧扁醒上池水也。時

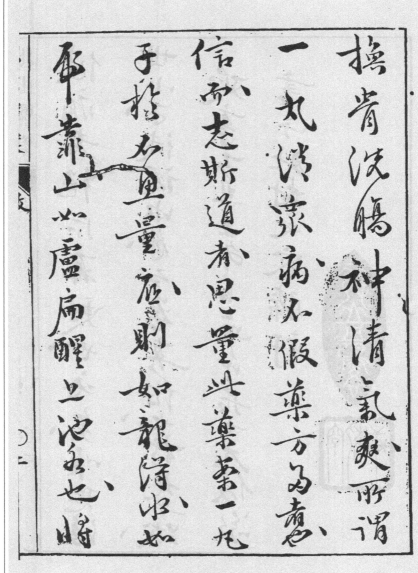

使病者絶后再甦也必矣唯恐後
世小子徒認出自而爲真認也於是乎跋
延享五戊辰立冬之日無中居士元俊敬
書于北村之容膝軒

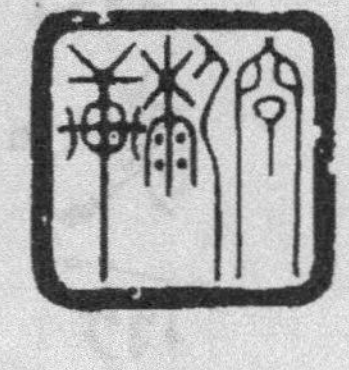

凡例

一卷首所載一十餘案最多所發明乃治病求於本之切要者也故冠于初卷以爲子弟之楷式

一每案臨病撮藥之際忽忽手錄敢不飾文辭今皆依舊案中首尾有同方者有換方至三五次者可以見其前後緩急之法

一案中某人州里姓字或錄或否望聞之間不遑詳錄也

一每劑所用藥品生半夏湯洗七次也生橘皮去白不炒生黄芪生附子生川烏頭生南星之類皆不煨熟

也川芎酒炒麻黄不去根節者欲緩其性也瓜蔞帶殼粗剉炒過蓋取速入于肺也

一藥劑分量皆用國秤也卷尾所載獨立老人用藥方亦同于此古方分銖稍異者迺錄於每藥下使以知各有所取用焉

一卷末所附獨立老人用藥方乃吾翁所受於老人者也脉論精當可以為醫則矣故附之獨立者閩人也從某禪師東來寓于長崎通素靈及本艸善醫術

凡例終

北山友松子醫案卷之上

孫　攝陽　北山壽庵道脩輯

一武官江馬氏直番江都忽聞在鄉老母病篤焦慮太甚夜不成眠飲食減少面色慘然官暇不打話只打瞌睡乞診於予診之左沈滑右沈緊時一止予問曰曾調理乎答曰已服友菊拙齋二醫劑確之歸脾湯將百帖矣服之不驗更請太醫見救太醫亦勸我多服煎藥只令加半夏陳皮二種耳予曰此正是嚴用和治思慮過

制變生諸症之妙劑后薛立齋加遠志當歸以充腎氣與心血也且胃氣不和加半夏陳皮之良法也然以脉論之良因遙憶令堂病篤心脾鬱結不暢官事猶冗不免强飡而應役早晚不自覺加飡以故胃有食滯氣不暢達而不能化也法曰傷食惡食是以惡食而食减少矣且下經曰胃不和則臥不安右脉沈緊亦是食滯於胃也法當先以香砂平胃散倍加母薑煎成日飲數次以至不惡食氣乃停服晬時然后須以歸脾六君子輩補益庶可也渠中心病快然從之遂用前法不月告瘳或稟上某侯侯召愚問曰下藥相同治病有此大異何

也愚對曰岐伯曰治病先其藏府誅其小過後調其氣盛者寫之虛者補之必先明知其形志之苦樂定乃取之矣曰善

○鮑肆一價年壯好酒一日感冒得藥而解後不得臥醫用溫膽湯及酸棗仁湯出入三十多夜不能瞑目家人㥬惶求治於予診之弦滑予云須以內經半夏湯調其陰陽可也價曰願聞其方予曰伯高曰其湯方以流水千里以外者八升揚之萬遍取其清五升煮之炊以葦薪火沸置秫米一升治半夏五合徐炊令竭爲一升半去其滓飲汁一小杯日三稍益以知爲度故其病新

發者覆杯則卧汗出則已矣久者三飲而已也渠請藥遂命徒依法而與之果然一飲而知三飲而已矣妙哉聖方有此立驗也後治數人亦見大効但不先以火煮沸其水而後置藥於沸湯之中及不多揚其水只以生水煎成則無斯大驗矣吁常見市井老婆嗜飲煎茶者亦知擇其水沸其湯況臨病時其可鹵莽乎其藥分數學醫者所必準則也玆不及下註脚

○隱士彦坂一竿夏四月陪大坂布政司某侯於天王寺僧坊午齋齋罷回到税官平九郎第中乃覺心腹不佳吐出痰涎及所飡齋蔬忽爾手足戰顫昏不知人命

醫工谷村昌安治藥越重召青木老醫辭不下藥夜將
二更請予至第診之十二經脉並絶四末稍厥唯臍間
動氣應手而耳稅官請治予曰此險症也雖有治法不
知應否稅官云子固辭而不藥再敲他門移時也醫及
至病人必絶矣且自午後用藥至今重病變危危而至
險唯待盡之命乎予是其言乃曰汝家藏有人參一根
重五七錢者麼稅官曰吾從來未畜珍藥由醫士不我
敎也於是推翁回家擇人參重六錢許者命徒玄二子
截去蘆稍只存五錢强乃撮二生飲計重一錢五分一
貼親付使者面囑云這人參一根要全切片加炮薑五

分與藥一並用河水二鍾煎一鍾緩緩灌之口中藥盡再報消息可也使應諾跪去翌朝使至再請云病人服藥將盡天明囘生矣予赴而診之十二經脉都應手沉弱其衝陽太溪應指如蛛絲矣稅官曰夜來子後灌藥三五口就有生意丑后四末稍溫寅后脉應手而能應諾也再勞下藥予囘寓復撮前藥及人參一根以付於使第三日復請診視視之則六脉機神動蕩唯足脉尚微焉病者自能言謝靈藥甦命之德稅官復請藥予曰治下名醫陪侍者多今元陽既復宜命侍醫調理爲便矣稅官曰然則何如予曰愚意只將東垣調中益氣湯

加附子可也言訖而歸日後差手下高原氏來謝活命之德次高原氏低聲云前者先生所附人參一醫恐多云減去一半用之試一半有效則再用其餘可也予愀然曰翌日之人參亦減乎曰然也今見先生聞醫減藥不怒而反皺眉者何也予曰可惜許一竿子之命被庸醫暗殺也怪得十二經脈全復之際足脈比手脈微甚吾故敎徐主人於益氣湯中加附子者是也期三年之內必卒死矣曰何以然予曰明醫葛可久善武藝一日見獲猿桑弓挽之而殺歸而下血垂命其子煎大黃四兩飲之其子恐多減其半服之不下問故其子以實對

可久曰少耳今則未也來年當死也再服一兩愈明年
果卒由是言之用瀉藥消瘀不及其病且死何況於補
藥接命乎諺云有是病服是藥藥不瞑眩厥疾弗瘳是
也庸醫原來弗達這等大義外假小心而惑人內裝瞎
毒以妬能擯其不善自著其善欺人欺己其咎當自執
矣前診脉時足脉微甚者想庸醫只用人參上半截而
不全用之過歟前者吾用全參一根者欲達表裡上下
追復元陽補接正氣之設也方有生附雄壯下行安得
見此脉候乎但事既敗矣既往不可咎子可記取吾言
時至便見也高原唯然而去高原者小徒道因子廼父

也故言及焉後聞一竿次年四月卒死於尼崎客舍矣吁嗟此非庸醫暗殺乎

○河州佃戶宗是年七十三因赴佛會於大坂婿家信宿早飯後忽爾卒倒不省人事牙關緊急身冷脉沈滑急請予診便以蘓合香丸薑汁調灌之稍醒而能飲藥時見一婦手捧煎成湯藥將使飲之予問婿曰何物也曰乃某醫使服三生飲也予急止之云此乃七情氣逆且因食滯而然不可妄用急劑以伐無過矣病者于今人事醒矣藥能啜矣藥病投機可立待其痊矣爲其生平居鄉不以酒爲漿不以妄爲常守己樂業安分養性

故年雖七十比市井放肆之徒猶未艾也何必浪投急劑乎婿曰是何病耶予曰憑脉與症乃似中氣而實食滯也夫中氣症大略與中風亦自難辨矣法曰風中身溫氣中身冷風中多痰涎氣中無痰涎風中多有汗氣中則無汗風中脉浮氣中脉沈又曰以氣藥治風則或可以風藥治氣則不可也今夫不論氣中食中一藥雙治也將藿香正氣散去白芷加香附每一貼重五分生薑一分水一鍾半煎八分作數次服之何如婿曰唯命是從予撮與服至五貼諸症平復改用錢氏異功散收功○撮藥時一僧醫常德寺者見其藥之小貼問曰世

醫有議先生之藥一貼大則五錢小則二錢與今醫之藥大小懸隔矣今此老人重病小劑只得五分許者莫非致疑病候而然乎予曰奢哉問也凡人少壯老其氣有弱壯衰三等故岐伯曰少火之氣壯壯火之氣衰蓋少火生氣壯火散氣況於衰火乎故治法亦當分三等其少壯老之人皆當別處也示從容論亦曰夫年長則求之於府年少則求之於經年壯則求之於藏云云此亦分少壯長三等求治之法也予既是醫何不知乎此而與世醫唯疑議乎藥哉常德曰某甲今日知成醫之道矣予曰何也對曰熟讀內經暗記本艸而已予曰賢

者易言良馬易御子之謂也

〇北濱宇和島氏年甫十三患吼喘聲聞閾外且發斑疹搔之加癢使婢數輩隔生絹按之摩之其母舅志源翁請予診之云外甥生未滿月發小瘡如痲如痓一啞科云是胎毒也服以擺藥敷以末藥其毒起伏不已至於孩笑才痊八九又變痰喘而請坂陽兒醫殆盡又訪京師出名孺師莫不求治治之丁旦似痊過時又作凡出京者七赴堺者三近鄉艸醫遍請診視或針或灸自孩至於舞象竝不脫體矣未審日後能成人乎予細視之精神雖固身體矮小年至十二三恍如髫齡診之浮弦

而促予曰經曰夫五藏之有疾也譬猶刺也猶污也猶結也猶閉也刺雖久猶可拔也污雖久猶可雪也結雖久猶可解也閉雖久猶可決也或言久疾之未可治者未得其術也由此論之令甥未在死症設得明眼醫師下手安有弗痊之理乎翁低首以手加額曰欲煩先生留神調治痼疾愈日報恩有地也予笑曰報恩且置只圖試藥耳因與大全千金丹三分磨冰食遠服一次喘減十之二臨卧再進一服又減十之五次日又進又減十之七臨卧復進其夜氣喘定而熟睡不覺至日出矣翁與父母大喜曰小兒得病爾來未有如昨夜之安眠

也請求煎藥杜後予曰班疹未痊須叟服之以至疹退
則停藥晬日然后以湯藥蕩之未爲晩矣翁曰一藥能
治二三疾甚奇事也予曰證變二三良由外科數藥遏毒
入於肌裡膜外溜於胸膈變成痰涎因天之陰晦時之
寒暄食之增損是皆能令發喘又發疹也其標似異其
本一也所以一藥之兼治二三疾也后遂與閻氏和中散
去黄芪加陳皮每貼一匁許加薑棗各三分煎成日服
一貼至五百餘日脉和而不促乃止藥或問小兒用藥
將及一年有半無乃過多乎予曰三部九候論曰先去
後調無問其病以平爲期由斯言之更服百日未爲多

也此兒蓋因屢服退疹驅痰止喘雜霸之藥多年故體亦不能長費調理也如此焉停藥后身長體胖日愈一日一年間裁縫衣著者三以至於加首服之時焉

一大夫加納氏壬午秋杪於江府患瘧某府侍醫酒井三伯與岡本友菊商治或清或攻或用獨參出入五十日餘寒熱似退四體羸尪不能起於眠褥大小便時令侍士數輩舁出於圊室又慮風濕再襲用帟幈圍之勞神也多矣且惡食氣不食完穀口舌煩燥而又吐涎只飲湯水者十日餘矣其親友中川氏素知醫事乃問於三伯曰加納氏沈疾將兩月矣日重一日且又斷食未

知安否其脉色何如三伯曰外候乃衆士目擊其疾沉篤不在言也論其脉弱甚蓋脾胃絶症也中川氏錯愕曰胃氣絶難再生也易他醫如何伯曰一任加納氏之意矣於是與在府親戚諸士商議別請他醫衆士一齊願請予下手中川氏曰此擧是也吾欲再擧一醫爲之副何如衆親士曰敢問其擧中川氏曰吾所擧者祇園順庵也順庵常以師長待北山氏而北山氏亦以友弟視順庵也今大夫病危非日夜診視臨時處置則失機宜若再一變則無起日矣且二人之見或勝一人之識未可料也使順庵把匕副之北山氏直言正之乃一擧

兩待之謀也衆從其言乃稟某侯臨危換醫之事侯然之遂命召二人同診臨夜至即診之左微弱右弦弱予曰今夜只用參湯補接待來晨再診而后相議藥方可也衆從之於是翌早天光時候再到而診視時順庵侍某侯夫人直邸路遙來晏適予有某邸之行日晡回寓順庵乃待予回于寓曰向診大夫之脉與昨無異乃因日夜關服朝來大夫請藥甚急親士議曰暫撮一貼先煎待先生回時領教未遲以故從衆撮一貼而付之也予曰是何藥劑歟曰六君子湯加麥門白荳蔻耳予良久大笑曰吾由予能解內經能辨本艸將謂良材矣臨

病必也能辨元來只如此耶曰請大敎曰吾為子述子之臆度可乎曰諾曰脾胃怯弱不能起居主用四君吐涎似痰主用二陳口舌乾燥潤以麥門惡聞食氣醒以荳蔻且夫六君荳蔻薛己以後名醫藉此補益脾胃醫案多多故效顰也順庵曰實如先生之說未審有何不是曰子於端午見俗繪紙旗上的橋辨慶乎順庵罔措予笑曰牛若子右手揚刀左手舉扇脚穿木履且踏欄杆未審都能成功乎順庵頗解其事曰每聞先生戲論使小子通身流汗也其過且置望先生垂敎而改之予曰錢氏白朮散何如曰中有木香未審可乎曰此正是

張易水敘李東垣調中益氣方中橘皮之下有云如腹中氣不轉運加木香一分者是也大夫於今惡食氣唯飲湯者由腹中氣不運也藉藿香之芬芳與木香幹旋同功則思食而不惡也曰若氣轉而思食則不用木香而加陳皮何如予嘉之曰舉一反三者子之謂也然方中人參須倍用之纔當矣所以然者曾聞前醫調治或用柴苓或小柴胡或截瘧飲或養胃湯各有人參在乎方中矣且又別煎獨參湯而間服矣然則不倍黃參恐保中氣之力弱矣順庵然其言即撮白朮散加倍人參其木香只用一分許懷之至病家而易白撮之煎藥云

○服三貼粥飲進五貼後頗知穀味至第十二夜有少煩
熱次晨又請予議藥順庵曰夜來之煩莫非木香之咎
乎予曰脉無變易非藥之爲也但多日不食恐一時喜
食食氣浹洽而致然乎東垣所謂若喜食一二日不可
過食恐損胃氣而生熱也須薄味之食或美食助其藥
力益升浮之氣而滋其胃氣也然論雖如是退煩之物
不可不備也子將加酒芩乎抑加黑梔乎順庵擬議予
解頤曰子平日强記本艸何不應此期會乎順庵默然
予曰久病未復脾氣未充苦寒之物絶不可餌唯一味
竹葉甘寒可充五七葉清其胃氣可也順庵大悦手搭

席曰利名共得者謂斯事也○如前法出入調養五十餘日諸見症平復六脉和順而右關弦脉尚在予曰須加芍藥可也順庵曰當歸芍藥曾用數回矣予曰何不用酒以砂鍋炒香曰何也曰用酒炒香而用土器則理脾而伐肝能退土中之木也曰唯然他日加納氏令椿一遊翁特差使致謝云嗣子此番沈痾遙聞先生用意居多所以百死之中而得一生所謂絕後更甦者也此恩此德難以補報者由先生賜嗣子於老夫而爲送老之樂也云

○癸丑春仲小徒元貞報曰有一野夫年二十歲許自

天明至門自訴親父爲患泄瀉五十餘日先發寒熱不食日夜泄五七度因請醫士調治二十日許熱雖退而進些粒食則完穀不化泄出原物日將十次或帶血絲或如泔漿因求一醫又加腹痛四體消瘦不能起坐又請一老醫診視醫曰痢疾也泄瀉變痢在法難治固辭而去舉鄉期之必死茲因母氏痛哭云嘗聞紀州伯父僧某極言門下起死回生之盛德多多以故母氏流涕云伱爲人子豈無請醫救親之念乎某云苟有可爲捨身何惜母云伱忘却伯師常舉當時明醫乎某聞之魂不付體放下諸事連夜飛跑既至潭府又無申訴之緣

坐以待旦直至門開而耳且自因由乞憐於小子輩耳
予聞之出廳呼入相見見其手足齷齪粗衣襤褸著麻
袴捨短刀膝行俯首而進徐徐訴白如此如此予聞之
曰就你之言病乃重耳吾當撥暇便去渠大喜隨翁先
導直至鳥飼新家村也父母聞之含涕歡喜親眷莫不
踊躍焉茶罷爲之診視一一如其子之說然其泄雖久精
明未壞脉之浮弦而小脉要精微論曰病成而變者風
成爲寒熱又曰久風爲飧泄蓋風從木化久風不已則
脾土受傷而下利清穀病名飧泄也陰陽應象大論亦
曰春傷於風夏生飧泄亦此類也且其鄉四至水田一

十二

帶大河常流不斷其鼻濕不待言也因撮人參敗毒散二錢五分一貼內人參焙用五分加陳粳米五分生薑五分水二鍾煎八分作三次溫服云良久聞其內人哭至吾前云丈夫不幸將絶而靈藥亦難救濟也予曰何故乃爾內人云卽今藥成病夫如敎服之一口輙大吐逆顏變足冷唯待斃耳予憶藥病投機安有急變之理必竟煎法有弊乃問曰水潔淨乎曰淨也曰持藥罐來看其子攜至座前予啜藥一口藥極淡而有臭氣揭而視之乃用舊小袋煎之也袋小藥多築而裝之又不先沸其湯就生水急煎故其惡臭也如此耳予打開藥囊

取出一新絹袋而與之令將煎藥裝於新囊之中用葦薪煮之命子伺候藥成令病人再服數口病人服之曰我胸開矣更服之曰我心快矣其妻子親族大服子之定慮乃歎曰非神醫豈能知吾輩之誤事乎予回時再撮五貼而與之曰三日後再通好消息也三日後其子來報喜曰愚父蒙臺下神藥病痊十之八矣予詳問始末而後改用東垣清暑益氣湯每貼二匁五分仍用人參五分或去麥門當歸或加粳米粟米出入增損六十餘貼告瘳焉至今時饋嘗新物色不絕謂報德也斯民也身居野外義勝士子者多矣

○河州佐藤善性年七旬㝵病來寓求治於予醫士善龍相隨詳言得藥始末云三年前中元後傷於冷麵吐瀉交作用香砂六君輩吐止而瀉未止法眼山田元眞以胃苓湯而瀉止厥後凡食冷食或多食輒瀉元眞以爲脾胃虛弱以補中益氣湯加砂仁木香之類凡五閲月或止或瀉改用參苓白朮散以棗湯調下瀉未止而惡食故停藥月餘去秋請青木玄知老醫用六君木香升麻柴胡服至八十貼許晝間之瀉雖止夜來依舊瀉二三次腹脇作聲漉漉溏泄如冷水焉乃去升柴加乾薑調理半年頗不惡食腸鳴雖已夜泄自若今春再請

法眼元眞主藥眞曰老人久病不宜强責効驗須多服補養中氣之藥自有平安之時又爲之灸肺脾腎三俞各五十壯待灸瘡愈再報前日壯數愈了復報謂此三俞不可斷灸瘡也所以然者三臟虛甚非特參朮補藥所能作効而除其病根矣善性然之孟春始灸孟夏報之孟秋又報其瀉仍作甚則夜三晝一緩則夜行二次自始至今經三年所其泄每夜無間斷故心甚疲困面色青慘年且七十未知老病可能生乎予診視其精明未陷氣息自若言雖輕微語有收攝脉之左手關尺弦微右手三部沈中帶弦予問之曰素有疝氣乎否乎曰

無又問耐夏不耐冬乎曰然予微笑曰吾藥能生不死
病也於是撮正傳附餘當歸厚朴湯二貼以與之限令
旦服至明旦盡二貼再來診視焉次早復來求診其脉
大低相似於昨其面有喜色焉曰每夜行圊二三昨服
貴劑昨夜只通一度且不覺冷而只溏耳自得病以來
餌藥不欽人參矣卽今蒙賜之藥甚辣不可於口也予
厲聲曰善性汝能酒乎曰否予曰汝既不飲則沙糖與
粭何如善性自知失言唯唯而巳予曰醫者診病撮藥
與老吏據案結款相似故臨機會難容一針之私豈可
因口之好惡而失治病之機乃喪百年之命乎性曰三

年之疾一旦將痊害而不勝其所以錯言者在乎是也望先生亮之予遂與前劑二貼照昨夜服之次日脉色柔順因連與十五貼泄瀉止面色潤飲食甘起居便矣後敎善龍調劑黄芪建中湯百十貼而得全愈原方用良薑五兩官桂三兩當歸厚朴各二兩右剉每三錢水煎食前服○余應奎云治肝經受寒而色青慘厥而泄利者用之經曰腎司閉藏肝司疎泄肝腎氣虚爲病泄瀉何也蓋腎者所處在下大小二便之門戶而肝者又爲門戶約束之具肝腎氣壯則能閉能束故不泄瀉肝腎氣虚則閉束失職故泄瀉也又肝者脾之賊肝經正

虛邪盛未能制土亦作泄瀉此當歸厚朴湯所以實肝而止瀉也○再按前方乃治心腹絞痛如刺兩脇支滿煩悶不可忍之高良薑湯也四味中只當歸用三兩餘藥數相同也出千金心藏方中矣予得余先生之敘凡有腹內久冷腸鳴泄痢服補脾胃諸藥不應脉之沈弦緩小症屬肝經虛寒者投之必見其效因查本艸諸說唯張元素有入足太陰陽明經之言無入足厥陰之說矣大明氏有主治轉筋瀉痢之言者蓋兼入肝脾腎之謂乎待明者辨之

○在江戶治一酒戶婦人年三十許原娼家從良者娶

三年後生一女孩形容端正親族愛重焉然其女多病
父甚愛惜之每啼號便責其婦不知撫育或少病亦責
其婦不知母道故令兒有所苦焉其婦吞盡辱罵嘗盡
辛辣少無怨恨人天之心且事姑竭誠致敬世希有也
聞前年秋患瘧三十多日服清脾養胃諸藥而瘳今春
末腹脇支滿手按之則自期門有聲漉漉鳴至章門京
門以至五樞上下或以謂瘧母所爲針之弗應藥之弗
効乞予治焉診之左右沉弦而左似微乃作肝經虛寒
因與當歸厚朴湯加酒芍藥生甘草每貼一匁五分許
煎成冷服服之三貼知六貼平用藥在夏六月故使冷

服也至眞要大論曰必服其所主而先其所因者是也
設在寒涼之月全用原方可也標一奇方効驗分二症
者欲敎子弟求本治病云
○布施氏年六十餘素患痔疾庚申秋月燥令大行大
便結硬數至圊而不能便日久下迫廣腸僻裂努出其
痔如榴花然外科數藥雖收復發後用針灸塗抹油膏
因大便時清血隨滴而痔依舊飜出肛邊生瘡痒而復
痛一醫内服外敷亦不見効一日登圊忽下清血不止
事急請予診視予至則倒於寢矣診之兩手俱絶不及
問候來歷令急煎人參五錢許煎成緩緩灌入口中少

頃其脉應指如蛛絲然再三灌之乃省人事而能認得人矣又攝補中益氣湯如脾胃論之方之數復陞當歸如黄芪之目人參同之再加酒芍藥充當歸之數九味共作一貼水二鍾煎一鍾作三次温服仍間服獨參湯次早診之脉洪而軟弱予告其妻子僕從曰久痔失血脉當小緩今反之者難復其本歟别請良醫可也妻子苦求曰家翁識先生久矣一旦聞辭藥之言勢必再絶望先生憐之予不得已再與前法調理二三日病者言行如常只苦下疾臨圊飜出血絲點滴不絶且素好清潔每圊後以温水淨洗而水爲之色變使婢拭乾一任外

科，敚貼焉。不知外科妄貪速效，以砒礬硝烏枯痔雜藥搽挿月餘，臨圊雖寛，肛門腐壞，肌肉難生。每敷藥之時其氣臭如屁者，從魄門衝出，恍如燃薪吹火之勢焉。予聞之，謂其妻孥曰：令家翁日飡之穀肉菓菜有數，魄門衝泄之氣無限。魄門即肛門也。大腸與肺爲表裡，肺藏魄而主氣，肛門失守，則氣陷而神去，故曰魄門矣。此雖出外科之妄，或由天命之盡耶？未可知也。吾欲使翁預知，何如？妻子聞之，失色含悲而已。他日因收官債而有喜色時，予論及石崇豪富，范丹窮苦，甘羅早貴，呂望晚榮，顏子短命，老彭高壽，六人總歸天乎命乎人乎？渠笑云儒不云乎死生有命富貴在天予嘗笑曰翁若天命有盡何如翁笑曰全身葬在某寺足矣某嘗與寺僧有約矣良久曰但官債未白使某過冬收拾官債付與兒僧則世事亦足矣豈貪老耄之限乎予於是褒其有超人之見微笑而別時十月望也後易外科付貼稠粘膏藥欲保下吹之氣之泄少矣於是每日撮人參養榮湯三錢半外增新羅參一錢爲一貼其或見他症如傷食如感冒如勞心如勞動則易藥處治別煎人參膏以參末調和爲丸每服一錢許日三前后計用人參九斤許及過殘臘朔風匝地嚴寒逼人一如常時飲噉自若應

酬禮宜不知怠倦其收放結筭有家人管理焉新正啟
賀停藥三日自覺起居不便四體無力口失滋味目不
欲開言不欲發心神懶惰乃云先生嘗云人參開胃消
食久服延年諒不虛也我停服人參三日便成死態也
如此惜乎不早知此神艸臨死服之亦能延我百日之
殘喘耳予聞之曰爲神農氏左袒者其在翁乎病者歡
喜依前服之數日後其神氣又復常耳延至仲春之望
忽爾小便不通自覺便道內無急脹之苦外無點滴之
水唯溜入廣腸隨大便而出焉此乃外科毒藥急攻蓄
毒於內蝕於溺道而致然也後又腐壞及臀以至不救

焉前是冬初與翁談及生死有分之事翁願過冬收債爲足焉故藉大力神艸而補難補下脫之氣假搖光紫氣而延莫延有限之時者實緣不期然而然之奇物也詳記之以遺子弟作榜樣云

○今橋定休年過古稀精神不邁收放官債爲業蓄積甚厚近年來放多收少忤情逆意鬱滯有日使抑鬱之氣留滯不散停於胸膈不能流暢致腹脇虛脹大腸虛閟小便澁少面目四肢浮腫請後藤益庵調治二三月餘日其症弗瘳更加口舌乾苦飲食減少或荐予爲治脉之左右沉中帶弦予謂怒氣結聚不得發越升降失常

遂用古方八味逍遙散白朮易蒼朮倍柴胡茯苓加越桃鞠芎香附醋製每貼二錢燈心生薑各二分流水煎服五貼許小水通利浮腫全退口舌知味矣於是改投薛氏歸脾湯仍加越桃鞠芎香附服五十貼后脉得動蕩然而弦形尚在因加酒炒白芍又使服五十貼脉症俱和再去所加三品及白芍迺用原方五十貼而停藥時壬申秋月也○癸酉初秋因追薦亡侄於法華寺請僧頓寫佛經於老心有所感慨適僧請小食強飡數口自覺心胸不快急舁歸家忽吐所飡之食及痰涎黃水口不能言眼不識人昏倒於席焉幸手下有人知用人

參急煎三錢許灌之及予診視口眼定動頗能認得親疎耳於是再煎人參五錢炮薑一錢六分强使緩啜之又撮香砂六君子湯相間服之次日六脉俱應只沉弱矣再煎參薑如昨六君子湯少加木香以進第三日亦照於前調養厥後或單用歸脾湯或二方合和直至窮臘停藥前後用人參四斤云

○伊丹性有年四十許性嗜冷飲醇酒聞一月前吐出紫血僅量二升許其爲人也勇健而不求醫而乃云我平生所飲冷酒何翅三升而已哉若不吐去瘀血日後生變未可料也吐去酒瘀正好多飲恬不挂懷任意飲

啜不已一朝又多飲而酒器在手未放忽又吐出鮮血
盈盆若量之亦不下壹升矣命僕將酒來洗我胸膈言
猶未了又吐鮮血數口眼黑頭旋忽爾昏倒時僕從急
請青木元知老醫父子齊到其家議藥其僕有頗學醫
藥名曰者云家主素嫌芳藥之氣不待到口嗅鼻亦嘔
望名手察之老醫遂調五味異功散去人參而與之煎
成服之元氣彌弱手足不能舉動有一世家與渠近隣
又與之雅好時適予過門就拉予同往看病予診其脉
甚微聞其呼吸不条乃大聲曰性有性有子平素喜飲
冷酒不悟有今日之事乎渠眽眽不言予於是用茉花

一錢五分棟參一錢五分以河水二鍾煎一鍾徐徐服之即日服一貼次日又服一貼進些稀粥第三日脉色稍和又敎服一貼與淡粥羹魚如此補養十日許而安本當多養數日塡補血氣因渠素惡藥氣故已之而擇穀菓肉菜充其倉廩而已良由年壯氣行而自愈也或問失血過多奈何不令多服補氣養血之劑而只服人參不及三兩即便止藥無乃阿順人情乎曰經曰臨病人問所便渠既不便服藥豈宜强之乎予所以擇其穀菓肉菜者正爲此也藏氣法時論有曰五穀爲養者養生氣也五菓爲助者助其養也五畜爲益者益精血也

五菜爲充者實藏府也經所謂氣味合而服之以補精益氣此五者各有所利此聖言可師也又聞之先師云藥之治病因毒爲能毒也者以氣味之有偏也蓋氣味之正者穀食之屬是也所以養人之正氣氣味之偏者藥餌之屬是也所以治人之疾病也五常政大論曰大毒治病十去其六常毒治病十去其七小毒治病十去其八無毒治病十去其九穀肉菓菜食養盡之無使過之傷其正也不盡行復如法云云由是言之用治之法在醫者眼力定奪或有未盡再行前法以漸平之寧從乎小心之謂也

○泉州藤井法橋道安老母七十二歲庚戌仲春發瘍在京門帶脉之分大五寸許法橋昆仲四位俱顯醫名於時也昆仲相議先用呂洞賓仙傳化毒湯次用托裡消毒散再用精要十宣散丁外科爲之敷貼潰后膿汁清稀瘡口乾燥不赤而黯咽膈不利咳嗽粘痰其仲子北村救齋與予隣居於坂陽請求赴泉爲母診視脉之虛弦予謂諸昆仲曰令壽堂年過古稀發瘍至今潰膿多日血氣必虧須進獨參湯大補元氣間用十全散或增溫中托裡之物或投消痰化毒品緩緩圖之且元陽未至敗絕飲食不減常日治不失法回生可期矣脉之

虛絃老者之常例潰瘍之當然也但發於少陽多氣少血之地似爲可慮於收合之際然而瘡口雖潤根盤似淺可以動搖得補托之內服藥灸之外施或可移於太陽背部未可料也法橋昆仲眼眼相覷唯唯低首而已

子曰外科書所謂瘡瘍灸法有回生之功若未潰則拔引鬱毒已潰則補接陽氣祛散其邪瘡口易合其功甚大東垣亦云毒氣沈伏者或年高氣弱若服尅伐之劑氣血愈虛膿因不潰必假火力以成全功也遂敎以附子爲末唾津和作餅厚三分安瘡上以艾炷灸之使微熱不可令痛乾則易之如困則止日灸三度夜以太乙

膏每一兩加石菖蒲末硫黄末各一匁牛油五錢木蠟三匁一處溶和作油膏攤在舊綿布貼於瘡上次日又灸三度次夜又貼油膏第三日赤處漸見至七日夜黯處全消赤肉漸生矣於是改用東垣通氣防風湯一貼每二匁許一日與二貼仍進人參湯一貼至二三日後令擣萬捶綠雲膏攤貼太陽經肓門志室之分以至瘍之小半以吮引之又製象皮膏敷貼太橫腹結及章門以至瘍之大半以追推之其上總以加味太乙膏封之待二日后剥而視之其瘍將移於太陽經分之勢成矣再加前法敷貼七日內服補中益氣湯加芍藥桂增柴胡

陳皮至十五貼乃少陽之瘍移於太陽之分矣犄歟藥中背脊有如是之奇妙哉其法雖似怪誕其實遠邇共知故録之以俟好事君子爲榜樣矣醫中徼妙書不盡言言不盡意焉後用生肌膏藥貼之至三月餘瘍平而收口矣壽至八旬餘而終矣

○住吉社僧北之坊年六十餘瘍發於背之上下二處上乃風門肺兪厥陰兪魄戶膏肓之際下乃胞肓居窌之次大四寸餘攝泉二州名醫邀之殆遍補以參芪則防碍飲食托以十宣則瘡口作痛艾灸桑烙其病越篤因請予求治脉之左沈弦有神右沈滑流利聞其爲人

性直確少言笑常患氣滯或腹脇痞滿或大便秘難等候云記得陳鶴溪云凡癰疽不問虛實寒熱皆由氣鬱而成經云氣宿於經絡與血俱澁而不行壅結爲癰疽不言熱之所作而后成癰者乃因七情有所鬱而成也治之以遠志酒獨勝散云云聞其性格察其脉色遂投和劑三和散全用原方分自每貼二錢加香附五分水一盞煎六分去滓溫服不拘時候焉或問前醫累用參芪補托亦未見功師用此藥當得甚事予曰正由是也此僧乃如陳鶴溪所言之候而醫不先用行氣解鬱乃用補托太早所以壅結於上下二處雖用艾灼瘡色不

活用補便作痛耳和劑謂此方主治五藏不調三焦不和心腹痞悶脇肋膜脹諸氣壅滯肢節煩痛背痛脇痛有妨飲食手足微腫腸胃燥澁大便秘難等症故試數貼觀其可不矣服五貼二便通順次服五貼飲食有味再服五貼瘡色紅活而不疼痛再服五貼痞滿漸寬更服五貼胸脇大通暢矣僧喜曰自服先生靈藥不特今患得痊乃覺舊疾亦脱體耳因渠年老恐香燥過劑消耗陰血改用參歸芪朮等物便覺舉動不安復用三和散加當歸加川芎之數連服二十餘貼稠膿滚出而瘍口自平滿焉記得丹溪先生云獨勝散治氣鬱血滯而

諸瘍愈後常服半年尤妙此皆施於體實氣鬱之人予見吳兄厚味氣鬱而形實性重年近六十患背疽醫與他藥皆不行唯香附末飲之甚快始終只此一味腫潰特此而安然此等體實而又病實乃瘥千百而一見者也今此老僧與吳氏元氣大同孰不謂其膿既泄氣血乃虛只宜純補哉

坂陽糴米小倉店年六旬許患背癰其瘍初發時先於七推之傍重著而癢使婢爬之其癢不已因取艾灸之而不覺痛因求外科處治外科艾灸貼敷初如豆大三兩日如掌大五七日如盆大至十餘日乃發腫上自

三椎下至十二椎其濶六七寸許其腫不高亦不光澤
法眼元眞疑是疽初用化毒次內托復兼用獨參湯五
七錢許病者胸腹䐜脹妨碍飲食且手背足趺微腫其
子恐生變症冀請予診脉之輕緩重緊予投和劑熟料
五積散去麻黃加人參每服三戔生薑大棗各三分羌
活黃栢各二分水一盞半煎一盞去滓溫服或問其所
以予曰東垣先生曰生氣通天論云榮氣不從逆於肉
裡乃生癰腫陰陽應象論云地之濕氣感則害人皮肉
筋脉是言濕氣外傷則榮氣不行榮衛者皆榮氣之所
經榮也榮氣者胃氣也運氣也榮氣爲本本逆不行爲

濕氣所壞而爲瘡瘍也此邪不在表亦不在裡唯在其經中道病也已上內經所說俱言因榮氣逆而作也遍看瘡瘍論中只言熱化爲膿者也蓋有言濕氣生瘡寒化爲熱而爲膿者此瘡瘍之源也宜於所見部分用引經藥并兼見證中分陰證陽證先行榮氣是其本也標本不得則邪氣不伏言一而知百者可以爲上工矣由是言之腫發不高亦不光澤雖多服參芪補托其脉仍緩或緊者乃濕氣所壞而爲瘡瘍寒化爲熱而爲膿者也經所謂治病必求其本吾故用之欲成其事也或唯然於是使服三十餘貼其瘍將愈時加黃芪倍人參又

三十餘貼收功

○門人元貞予壯年遷居新宅日應世事夜讀醫經勤勞日久腰脊間發出一瘍大如碗許腫不高起色不光赤托外科付貼自用調理多時膿水將盡不能生肌收口請救於予予問用藥始末貞曰依方書之例先用解散次用托裡自知血氣未甚虛耗所以未服純補人參湯耳於今多日不生新肌且瘀肉未盡外科雖累易去瘀生新之藥而不能成功爲之柰何予診之沉緩遂敎用熟料五積散加人參少充獨活皂角針爲引用服未及五十貼其瘍痊安此與米價之瘍相若也但因年之

壯老貴工有多少之殊耳

北山友松子醫案卷之上終

北山友松子醫案卷之中

孫 攝陽 北山壽庵道脩輯

治某侯病之案

○從孟冬二十六日診候或似絃似滑或寧靜四動半有奇或流利五動

○十五日辰後請候腎間動氣某侯許候之及候臍腹有動氣自水分衝上不容築築然不息升浮而動腎間動氣亦浮 侯自覺上脘浮脹阻礙飲食了惶然曰是

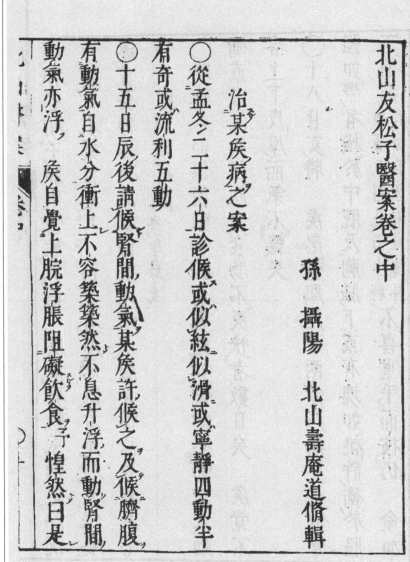

何邪之所干耶衆醫敵我曰　侯素有動氣動定浮沉乃過日不藥自息耳　予曰元有不忌既若是務宜保養遂書養神保精調氣節食老老及服食慎忌等篇及七情生尅調理之法與加藤氏

○晩脉六部俱四動半和而帶弦如條條然動氣或動衝或升沉如阻飲食食物不爽快者數日矣　侯覺不容上下皮厚而氣不暢矣

○十八日亥時　侯忽覺鳩尾下兩旁疼痛更一條牽强如帶者横於中脘及胸脇下或有塊如桃許衝於脇下而痛加藤氏曰此乃少時乳癖自來有此塊耳不喜重手而按　仍命加

藤氏輕手按摩少頃腹裡雷鳴塊者下強者寬而痛漸止耳然動氣築築然不收矣自覺體倦身弱而察聽輕濁矣

脉兩手微弦兩尺微弦而滑久上養胃丸三十不應

○十九日卯初脉絃而似長貴症同前 命衆醫進藥或擬上香砂平胃及不換金正氣等劑予 正色曰吾居客位豈敢妄主藥方冀諸位察其症候省其平常用其對症之藥可也雖然有淺見在若動氣衝不收則白朮一味斷不可輕用待其動氣收然後隨症而用之則無妨碍於動氣也（年高且氣易閉而腎氣之動惡燥故）醫議已定遂上正氣

散子曰嚴寒傷冷不拘於何方藥中加以姜桂何如蓋有所恩而發不特謂之必先歲氣勿代天和之誡衆不允紛紛議之乃加木香干姜子亦不言二味雖溫治病胃壞右上一貼一錢加姜一分半進小半服鳩尾下衝動再進小半服又加疼痛矦曰是藥何如此之不快耶醫議欲再進養胃丸子拒之曰不可是丸多主攻擊消導前上三十不應今又再進此后再進且矦年高氣弱又無食滯恐不勝其藥力矣矦然之命衆停服再議自卯后足膝冷察聽濁

午後矦命進藥衆議不一子懷一帋以待明授曰數日來變症累出以愚度之宜先治其本而後治其

標本者腎間動氣也標者寒濕痰飲也言動氣者何蓋本乎腎間之氣動耳症屬少火象似震巽人之軀不可無此火亦不可恒衝動也（似有似無曰正氣鼓手衝動曰邪氣）臍名神闕一身之樞居腹中央若左右上下衝動不息醫不急治則變症百出再失其治不至於危者幾希矣吾人爲司命者可不慎歟

午末醫議疑上治中湯（人參 白朮 干姜 陳皮 青皮 甘草）予曰是藥近於治者也宜去白朮（前言重出乎此耳治症論在節庵六書入門醫鑑書）蓋腎間動氣衝鼓不息要急治不然則成奔豚矣（謂動氣築築然不息衝動如豕之奔耳）加肉桂一種引火歸宗則動氣自收足膝溫煖矣

亥時初進加減治中湯一錢姜 一分半一貼三分之二動氣收過半足膝回暖脉浮細數六動有奇矣醫疑其脉數予曰溫藥中病動氣將收寒氣將散脉當如是然胃欠穀氣脉色不潤耳勸　候强粥數百顆至子時末脉和五動矣

丑時末　候起身小解覺惡寒半時許索藥而飲成服

加藤氏對　候曰惡寒若退微熱至矣願勿以爲慮矣

寅時末微熱至脉又浮細數醫又疑各各主意不定又以前言寬解及乎諸子

○二十日辰時前藥進二貼動氣收足膝溫脉和五動

而帶弦滑族又索藥衆曰藥力勝病恐生別症勸停
藥強食族以爲然
午未大便稀泄酉未又稀泄五盞許
申時末脉六動許尺似弦帶滑面瘦倦睡肌體弱族
自覺胸脇下似有物相礙腹牽強醫議欲進藥選人參
養胃湯人參 草菓 茯苓 蒼朮 半夏 厚朴 藿香 陳皮 甘草予固拒之考其方曰
草菓辛溫厚朴苦溫不宜濟乎脉數肌熱困倦之候蒼
朮甘燥藿香芬燥未下用於面瘦體燥牽強之症半夏
之辛燥茯苓之淡滲得其助則能理脾氣而不偏失其
助則反燥胃液以成伐參陳甘草雖能調中州若佐使

不得其正反增其病勢使然也吾不言乎此牽強而痛
動氣再衝還有何手段之治術耶唯患其后患不得已
而呈其萬一矣醫拱手曰然則奈何予曰中痰之病
者溫補脾胃調養氣血不滯不偏之品也雖然今日藥
力偏勝恐生變症之際宜暫進行氣香蘇散去麻黄減甘草一
貼五分生姜一分從容服之待藥行氣周風寒及來飲
牽強些寛再以溫平之劑調理如何醫然其說至夜戌
初進小半服氣暢胸寛而痛不減微喜按摩至亥時氣
行吐留飲一盞許亥末泄二次
子時初　命診　加藤氏診脉五動六部和利貼肉而有力下齊摩腹謂中氣想弱腹間弱無碍手者

醫又議換方予曰前方劑之輕者也陶氏曰輕可以去實實者邪氣也邪不去正何由養醫不決予曰若如是只以治中散二分貼飲下之可也衆議畢上治中散二次是夜瀉暫止而熟睡尿赤半夜后又議進六君子湯加干姜木香生姜半一分予曰六君干姜用之固當木香之加有何臆說耶醫頷之遂議定進六君干姜一貼一錢加姜二分寅末上大半服作二次服○二十二日卯末脉五動有奇似滑而潤侯覺胸滿候之腹間少有動氣衆强藥言後自寬矣午前泄一次午後吐留飲五盞餘申時又泄一次似飲者二五盞侯問如此吐泄屬甚病因去冬之患亦猶是耶仙齋有傷

濕之晚上前方至夜熟睡是日食飲少進亥時脉和語

○二十二日辰初診脉五動有奇而和帶滑神氣和巳時脉少清

戌時脉五動餘而和帶滑有動氣在中下二脘是日食飲少進言語聲清　侯言上脘如有物碍耳然按之肌肉間並無著手者想畱飲之餘耶是日夜醫言上前方二貼

亥時後口燥咽乾痰粘聲濁子后泄下而上脘時加痛

○二十三日卯時脉左和利而滑有弦勢右二部和利之中有動蕩之形　侯言覺胸膈不快然矣

予謂二十一夜六君干姜倍母姜作二分以進者一以

利參氣一以散寒飲之設也又且本因動氣未收經曰
腎惡燥以辛潤之開腠理致津液通其氣也觀乎此十句聖之格言
焉可不從而自慕耶不測醫不倍母姜竊漆木香妄自是及乎察
脉審候疑其藥之漆病而吐露矣藥之技至如此因再勸諭曰
前木香之加且置勿言六君之中去白朮加干姜等分母姜三分
者藥之應病大有意存焉白朮性燥而閉閉則氣不通
氣不通則痰飲聚而聲濁也燥則胃失液胃失液則口
燥咽乾也脉既利宜以此方調之無失治其中也然滑
形之脉示痰飲之將聚也當是時也不可強用治術宜
理正氣補中州爲主間服以參朮膏每一二分許子午二

時津下或謂既去白朮之燥閉又用參朮膏亦有理耶

予曰然去之者湯劑也用之者膏劑也湯劑性猛而閉

氣膏劑性緩而潤上古聖用藥之得力者在於斯也上藥

后一錢貼

晩脉左右五動有奇帶滑亥后更衣泄止矣

○二十四日辰時初脉左右六部平靜而流利大有復

元之機腎間動脉亦靜然而更有邪之餘動疾言夜

來順睡五體調和胸脇爽快矣察聽亦清日進前藥一貼及參朮膏

三分

晩脉五動靜帶滑形心脉躁想思慮所傷耶或痰將聚

耶或疝氣耶侯曰適間小用心耳是夜進前方乃參朮膏
〇二十五日辰時脉左右寧靜五動少躁有上下去來之勢衝陽太谿脉俱和動氣依前未全收言清色潤矣侯曰夜間好睡耳
午前　命進藥予懐一紙再待　明授醫議欲加減前方乃出愚按曰連日進二陳參姜痰氣稍不滯矣尊年容平失調冬發飧泄幸今少止然則養陰之法不可忽也經曰陰者藏精陽者衛外陰不勝其陽則脉流薄疾陽不勝其陰則五藏氣爭是故調養之法不可偏勝者有明訓在考諸二陳善治痰過則燥血參姜善調氣多

則虧陰況脉過息尊容瘦燥乎宜加養血之品於方中以潤脉息以復瘦燥以養其陰則免患來春之痿厥抑又不失其中矣脉息潤則陰陽和瘦燥復則內外調養其陰則氣血從不失其中則氣立如故矣未知衆位以爲何如醫然之遂加當歸於前方進一貼錢加姜晚酉時末六部靜而帶滑形少躁比昨大靜比今晨少有躁　候曰午後用筆勞而使然耶　上藥二一次　參朮膏三分

〇二十六日卯時末左五動流利關帶弦滑右和關有弦形左腹有氣自五樞上循天樞左旁直至期門而動小水自昨不清食飲如前雖進不爽矣愚按左關弦滑

肝邪使然也腹左氣動木氣獨專也小水不清淨腑不潔也右關脈弦且食飲不爽乃木氣干乎土而胃氣未周也原有疝症乘其勢衰左之右之變其症也雖然尊年積病不可猛攻待其勢退肝氣復正脾不受剋自然飲食爽快矣古曰窮寇勿追是也是午停參朮膏申時脈五動和然而六部中尚在弦勢且停湯藥以飲食調理中氣

○二十七日辰時脈左關帶弦滑形餘部和是夜熟睡矦問曰據衆醫診候脈既自昨和順何其飲食不爽耶曰言尊診和者就其症因而謂也肝部弦滑乃知餘邪未

盡也雖然有說焉難經曰少陽之至乍大乍小乍短乍長類經曰少陽之氣王於冬至后六十日陽氣尚微陰氣未退故長數爲陽疎短爲陰而進退未定也察病指南曰獨左手關脈如此則脈既見少陽生發之機內養其精氣謂之少陽膽脈外調其飲食則可以指日復元耳午上參朮膏一分半生姜五分煎湯下

夜酉時脈六部和五動左關少有弦形

〇二十八日辰時脈六部機蕩有弦形左關弦滑右尺有力　疾曰清晨嗽口誤吞熟水因欲和其水就食稀粥而使然耶

午後六部寧靜五動小水清大便固

酉初六部流利左關些弦少有動氣在上脘左旁予曰一連停服三日飲食如前不爽怠倦不已又且好睡可勿藥乎醫曰累年病后如是過乎數日後漸得痊而進膳耳曰是何言哉　君年氣弱年不及年月不似月柬手而待痊無乃欠主張乎藥有常服久服進食養補之品倘專患不食亦以隨症施治何況　高年病后闕其調理之法耶

加藤氏曰昨晡進膳少許至更深不消滯於胃口而脹　命一齋按摩少頃　侯曰胃口寬矣可菊診脈數至丑時寒熱作少頃寢汗遂進稀飯少許而睡矣

予曰昨若進薬補養不至於此也

○二十九日診得脉五動浮左似和而滑右似和而微滑醫僉曰脉和予曰不及六部少機神而上下去來之勢微矣按腹左右寬濶唯中脘有滯氣似碍指而響碌碌甫元曰朝來按腹欠上下之氣脉耳予曰指哉乎泉庵曰痰之聚氣之滯也痰聚則滑氣滯則欠神矣予頷之醫議進薬予曰就前方治中湯人參 乾姜 陳皮 青皮 甘草 茯苓 母姜三分醫曰去白朮加茯苓何謂也予考其方曰參苓甘草四君之純良古人以之調氣弱陳皮國老二味之甘平局方以之消痰聚青皮之用何以平

左氣之專一以安脾下食乾姜之佐焉一以退虛熱與寒一以調養天和折而論之數日食阻賴以二皮乃冊溪良法半夜寒熱用以二姜亦本艸明訓脉欠機神參甘以補之腹有碍滯青陳以平之茯苓之加寧其神志導其丙丁消其聚飲淸其水也白朮之去解在前篇上藥一貼一錢三分之二

二十九日晩脉五動和利似滑腹間動氣微腎間動氣浮左腹衝者緩　疾曰晡後覺鳩尾下寬暢不日能進食耳是午后養庵診候附耳良久

○十二月朔旦脉六部機神蕩動按之似滑擧之和緩

五動許矣可菊曰五更巨闕下微痛瞬間寧定耳按腹間動氣少許在中脘建里間一齋子曰子果不語常法調理也矣意若是予何敢進曰豈然哉　予走筆以答既有降邪手焉無復正才　五湖烟景好容我問陶來

愚謂自違和前五六日邪勢甚劇變症數出幸藥力行正氣立復後五六日或藥或停唯待進膳而后已今也附諸常侍醫員依常臣調理則不失其常法耳譬之帥之克征寇盜伏首唯其約法安民矣克征者帥之事也安民者吏之役也出帥入吏吾豈敢能非未學也乃不諳其常套也今盜已伏唯民是安吏盡其法民若反爲盜乃吏之失也非帥之過也知言者鑑諸

晩脉左五動右五動半按之有力擧之似濇疑何事耶問諸左右不言按之腹間建里有塊碌碌而響期門不容水分俱有動氣獨中脘建里最甚未時泄而少

○二日辰時脉五動餘按之肌肉而得似靜僉曰脉和予謂少氣

未時更衣多於常倍色赤黄不成塊二次一常一倍

晩脉五動似靜僉曰和比之數日脉候今晩大好獨加藤氏爲最予出謂人曰脉數減動莫因便后腸胃無物而然歟明理論曰病之虚實也出者爲虚入者爲實自違和十餘日進膳甚少胃之水穀精氣耳前泄四次昨

行一次晡又大通質粕唯恐倉廩受盛傳導數官失職而不能畜水穀矣經曰胃滿則腸虛腸滿則胃虛更虛更滿故氣得上下五藏安定血脉和利精神乃居晩診似和由欠穀氣使血脉虛而然耶加藤氏曰動氣靜矣 子曰精氣少中氣將憊耳

子夜後胸腹痛時半許

○三日脉五動餘細滑動氣自丹田起臍旁中脘不容俱動左期門尤盛足趺陽脉浮弱太谿微 足趺少浮 疾曰口乾咽燥甚矣良久曰無一點食氣矣 加藤氏傳言自今日服養食庵樂

晩脉五動零細滑僉曰幸脉如常矣　侯曰脉既和膳焉不爽僉曰天寒雪凍因之不順也予曰言脉寛者稍與病相稱也脉似沉和乃少膳及更衣之多因之如是耳自朔晩大同小異動數未減矣

侯曰如是二十三日進參朮膏大補中土者唯慮其虛弱而有此趺浮耳

○四日辰時脉五動似和靜少上下去來機神僉曰大好動氣不息

晩脉五動似辰脉僉曰和予出謂衆議論不一動氣如晨侯曰食物則脹未知何理予曰非小人之所知養庵獨主藥方無所考也　侯曰然

○五日午後脉五動衝陽太谿脉有力 對元伯論症與田井氏看脚及肢瘦等

○六日午脉左右五動機神流利自朔晩脉失調未診如今之機神矣衝陽太谿有力動氣在中脘建里宗氣脉應手弱予謂藥必去其攻劑歟且某次君回鄉因茲使然耶

晩脉五動無力氣口濇　次君細問症候予曰雖曰自十八日未逾兩旬間初冬中浣外感以後將及五旬日矣　尊年氣弱藥艸更治中氣必也勞倦膳微多日不及半斤自初三日足趺虛浮肢體困倦先朔日后不開

神方唯診其脉脉色甚變症候參差不知其所自矣按難經曰虛爲不欲食評林曰但食與不食係乎虛與不虛耳夫脾者爲胃行其津液磨胃中之穀主五味也脾既虛則轉輸失職而飲食不磨食不磨則胃必因而病故有心腹痞滿臍腹作痛或惡食或飧泄口不知味四肢倦怠發熱增寒可見脾傷胃亦傷也此古人之格言今　侯之違和與夫前言初則小異今則大同過於斯者足趺虛腫動氣不息乳房乾燥體瘦聲低之數症矣其可以反其治以用其消食止痛燥土之劑哉此數端君莫嫌過於懼耶程氏有云聖人臨事而懼儒曰一則

以懼况愚而自是不遠慮乎　次君曰足趺之腫或曰濕曰氣未知孰是曰　高年纏病飲食不爽乃脾土之氣虛不能藏太陰之濕夫飲食入胃無非濕土之化脾弱不能剋制則變邪泛濫妄行故先注足趺四末而浮腫矣口不大渴二便皆順明非外邪所襲乃土中真氣不實而假邪使然也易曰至哉坤元萬物資生此古聖補養中氣以土爲萬物之母者也若土一虧則五藏百骸皆無以受氣日増羸弱而趺腫乃脾氣不能運行矣曰既若是當用何法曰新病久痾治法不同先聖明訓載於方冊焉用贅爲

○七日卯時脉左右四動半有奇
晩脉左四動半有奇似滑右四動有奇似濇予曰動氣
上乎左穀食碍乎胃及問候不差
○八日晨脉四動沉静動氣在中脘下而静
晩脉四動半似滑動氣在中脘而静
○九日晨脉五動左躁右似滑 疾曰夜來心動矣足
脉静右趺腫退些 午四動半弱 晩同
○十日巳末脉五動弱趺腫進太谿脉微 疾曰此二十
日食物如嚼砂胃戸不快矣想邪氣似退唯脾胃不和
耳醫診如何予曰誠哉明哉

晩脉四動半有奇弱似濇　矦曰服參苓白朮散可乎
予曰可　矦曰異功散加升麻柴胡苡仁可乎　予曰不
知其可不可也　矦曰參朮膏漸　予曰不可闕也
○十一日脉五動弱中有上下之神動氣降於臍之上
下四圍足衝陽太谿無力宗氣應手氣沖和趺腫退三
之二按前一日　矦曰吾病不似常例口不渴頭不眩
心不怔二便無碍唯覺四肢無力食物不味乃病在脾
胃也衆宜細察云云　昨夕又曰吾服參苓白朮散也朝
又曰此症服歸脾湯之候也　衆醫枉措　予大嘆服少頃加藤氏傳
命曰異功散雖能補土胃口覺燥加陳米何如　衆感服

予走筆書曰幾句病因出自然始知高傑拔羣仙
延齡豈假俗人方方信壺中別有天
晩脉左右五動氣口似有生發之機人迎以下似有疾
在

○十二日辰脉四動餘不流利按之渾渾然　矦脉從
來天晴則清天陰則渾予嘗試之果驗不知所以然而
然也

午天霽脉色清五動弱

未時更衣濕硬相雜多於常之倍出二次一常一倍小水清

申前聞服白朮散全用甘草其味甚甜少頃腹左右少陽厥陰之
分微痛不喜重按　命一齊輕摩良久　矦曰此痛屬

何因醫僉曰乃疝氣耳是夜三更惡寒戰慄半時餘又發熱出汗時半許　尊候甚疲　庚日食飲不知其味也

○十二日早脉五動半有奇浮弱兩尺極無根午後溏泄色青至晚數次半夜一次　尊候大疲四末虛熱摸之腹間如爛絮無力　命二齋按摩大虛中氣虛弱小腹皮竭恐成遺失耳

晚脉五動半有奇浮弱數而散無根　尊候大疲衆醫不及言候而退欲進方藥併無一艸之上試唯皺其眉糊其口耳

夜深 次君及家宰併諸武衞數十員迫予 撮藥上進
予何醫哉敢當關係大任耶固辭而退前是午諸武衞
請次君上聽召衆醫相議調治或俯首或默口一無
啓齒者又召針醫元伯者伯曰今日動氣止耳腹雖軟
弱是藥力將應而然耶 予曰爾言動氣者蓋陶節庵所
論之動氣歟謂其人本有痞積被庸醫誤試攻擊之劑
以致痞塊衝動奔走築築然不息如豚之奔得其治則
安失其治則危之說也方 疾之動氣不似前論新症
乃二十年舊疴升浮降沉不時況此番未有止治之法
何動氣一止如是耶莫正氣內虧氣血不能守衞而邪

氣亦無力以動因此外候假似寧靜乎伯曰未可知也
子因言於諸醫曰　疾之違和雖曰唯脉是診由乎數
變其候或弦數浮滑或微濇遲弱或失上下機神或無
去來動蕩因藥攻補因食多寡隨早隨晚併無一定之
候者想病勢之使然及其精微匪吾儕所明察必也待
其聖於醫神於脉者出而后決矣閤是勿言且論外候
數端與衆共議焉　疾之尊庚八旬一也動止常弱動
輒感傷二也容卒肅燥大失調理三也食飲減少四也
肌漸羸瘦四肢骨立五也動氣不息因時緊動六也脚
趺虛腫七也痞痼牽痛痛則疲倦八也數成溏泄九也

痰飲時作十也天寒氣冷時令不順十一也山野感傷日經五旬未有確治變成數症綿纏不脫十二也不得明醫病由何痊十三也此數者乃衆人目擊不特醫者雖樵牧亦知之爲重病矣其營衛氣血經脉藏府之虛實及乎氣運往復土地異宜標本得失亢承害制關之勿論待明眼而辨焉衆位侍醫年淺必有妙劑以奪顧出國手而爲焉若再失正治日甚一日日疲一日將顛困之際安可枉投試劑而束手坐視乎衆罔答而散養庵日待吾診而進劑耳后聞上四君柴芎而漕再上四君木姜不止及更深侯命診焉脉左六動餘而浮機神不調右浮弱散侯曰吾病篤

也爾何袖手耶不妨爲吾調治焉予不敢答唯鞠躬而退 次君强撮藥上試者數予不能數辭同幸庵子泉庵子議曰據 疾數症原失其調理變症各出而成其利害耳不可以小方單劑所能爲也宜急上人參湯間上湯藥或上丸丹察其變而正看其虚而補務要活潑或陰或陽或正或邪待其機而應之則可若言常套局守則不可也二子同其説焉

人參湯 人參一錢 晩粳米一錢 右貼水煎

考其方曰人參復眞元於無何有之鄉陳米養坤元於利牝馬之貞形氣不足者溫養以氣味故用人參之甘

補溫潤以調之治其物者求其屬故用粳米之甘平純
補以養之有生者曰形曰氣曰脾胃此不可須臾忽也
數症兩聚原乎眞氣弱也三句少膳乃爾胃氣憊也二
味之用治病必求其本當斯時也變症姑捨豈曰不妄
專以此爲本者焉

湯藥方　炙人參　熟地黄　生黄耆
乾山藥　土白朮　白茯苓　姜杜仲
補骨脂　廣陳皮　五味子　煨乾姜
酒當歸　肉桂　澤瀉　炙甘草

右劑一錢　晚粳三分　炮生姜一分

曰尊庚八旬不宜攻奪故用前品之純良以固其精氣

神之其容平失調故用方中八味丸以潤金水乃清
其源則派分也動輒感傷故用方中當歸補血湯以
調其營以充其衞營調則無內傷衞充則無外感也
食飲減少故用方中異功散補其坤土土健則食飲
進也羸瘦骨立故用歸朮湯以補氣血則內實而外充
肌肉自復矣動氣衝動故用方中肉桂理中湯以和之
待其眞火歸宗則動氣自收也脚趺虛腫故用方中朮
蘋以成堤澤苓以决瀆參芪以升提則中國以治平何
未症之有也疝氣牽痛故用方中煖腎丸以溫之苓朮
桂甘以和之何疝痛之不除哉數成溏泄故用方中二

神丸以斂其下關瘀飲時作故用方中仲景澤瀉湯句方橘紅湯一滲一行瘀自消矣天氣寒冷故用方中姜桂湯謂其勿伐天和也數症綿纏故用多品合方以緩治待其臨機以變通應用無窮活其套也不得明醫故不專偏不猛奪暫養陰陽以適中也其有見垣一方者子豈敢是前論焉願正諸

右人參湯一貼前方各上

○十四日脉五動有奇弱 是日卯午酉三下時泄下其色青

午脉五動零弱 方同前各上一貼 脉不似昨之浮散至是而斂且將靜耳

晩脉五動弱趺腫退十之八動氣浮動矣

前方 去乾姜加良姜一分

按 矦脉常帶弦形自月初失其常候脉神混矣且矦素有疝症及患肝氣侍醫以疎肝抑木爲主治昨之溏泄而候慘寒其脉浮弱其色甚青其發寒熱其痛弦急共屬肝部之症故用方中當歸補肝血肉桂行肝氣良姜以温肝乾姜以理肝則疎泄止矣

○十五日脉四動半有奇似弦形左關應之一齋按摩曰胃之上口痰將聚矣 加藤氏曰製半夏如何予頷之

前方 加半夏 良姜

晚脉四動有奇左右似弦而緩

前方 加半夏 良姜

○十六日辰脉左似滑形欠流利又有神在（千里見保庵診）

前方　去半夏　良姜　澤瀉　粳米（可菊日當體東垣以風藥何如予曰然）

加防風　升麻　桔梗（各少許）　砂仁（三釐許）（肉桂換薄桂）

按脉似滑而不利欠升降不至五動一齊按摩巨闕間似碌碌之聲　疾自覺有物碍於胃口如阻飲食此無他焉食飲入胃化其精微上輸於肺脾氣虛弱不能薰蒸以致精微滯於胃口似痰非痰似脹非脹久則變飲變濁變溏變腫或碍於胃口作痛或阻闌門而響動可見每經一二候先碍次痛而后溏則肌如削矣治以辛溫升之劑辛以分其清濁溫以調其津

液升以提其精微則胃口寬而碌碌息礙痛止而飲食進溏泄和而肌肉澤矣或曰前品半良澤粳既有應機之功去之如何予曰不曰藥之成而退爲其品多反成混雜姑暫置之仍加防升粳借其輕揚升浮舟楫以就固眞之能也少加砂仁引其芐稪歸宿丹田調其樞也

○十七日脉四動有奇有上下之勢無濇弱之形者藥應之耶病將復耶是午前小水清而多內帶濁者以謂清者升乎上濁者降乎下耶午末前泄未固下一次覺胸寬痞散尊體暢利予曰寬之者升提之應泄之者補肝之亦當如是也

晩脉四動有奇大抵同辰診

前方加良姜粳米暫去輕升之品

是夜泄止熟睡半夜許翌旦尊容轉悦察聽清亮容

顔開耳

○十八日脉四動有奇大抵同前上人參粳米湯

是午里見保翁診曰和論症次敎我以方焉曰外臺茯

苓生姜湯服之可也予從之

前方　人參　陳皮　茯苓　生姜　白朮

當歸　砂仁　肉桂　良姜　甘草

加枳實名茯苓

生姜湯外臺方

去杜仲　五味　骨脂　熟苄　山藥　澤瀉

黃芪　粳米

或問用前方得驗良多固賴杜苄脂耆蕷粳五味之力何故去而不用唯劑氣藥之十種歟予曰然吾聞之耳用藥如用兵方其陣勢也譬之全方多品猶若八陣大軍左擊右擊奇正相應則不失其隊矣　疾之違和數症往復前者全軍以平之及乎今也陰陽雖未全周趺腫退動氣止肌體澤脉色正察聽清唯其食艱進痞難暢胸不寬泄未止耳暫憩補陰之劑者若兵之柔也特遣調陽之品者如兵之剛也故用

兵者察其所當擊或強兵突之或輕騎劫之所謂攻其不備者也用藥者明其虛與實或甘溫補之厚味養之所謂臨機活潑者也十種之用人參爲主帥以樹中營之幟白朮爲戶部以充倉廩之富良姜肉桂當歸補將軍血氣以固其蹤泄陳皮茯苓縮砂輔中軍以防痞脹炮乾一姜爲先鋒開其道路則胸膈寬而水飲不滯甘草者誰當用武之際可無國老以輔政相緩其勢乎待明日剛者柔逆者順合總軍以簪貂有何不可

晚脉四動半上下去來有機

○十九日辰脉四動半有奇大抵相若上 前方固眞飲 人參湯一匁
是午又泄一次比昨少而濃
晚診同上 前方固眞飲 人參湯八分
○二十日辰脉四動半有奇大抵相若右氣口似躁而
滿指下
午鳩尾下疼痛按之張弦脉五動半有奇而躁
矦曰前疾又發肢體弱不禁其痛耳　予曰標則相同本
因實不同也以藥解之必也止矣　矦索藥遂上加味
香蘇散
酒香附　廣橘紅　紫蘇梗　藿香梗

縮砂仁　姜厚朴　橄欖肉　淡蘆根

右一貼八分生姜二分武火煎成而進焉　疾服五帖痛減半服半貼痛漸止全貼疼痛如失

按疾常嗜鯽因數症往復終不敢進此三日病勢似弱藥力似應脉色不雜然膈不進爲患因此特上鯽羹以爲進膳之設不意鯽羹滯於胃口而發痛故用橄欖蘆根以解其毒香砂藿梗以通其氣通則不痛橘朴以消其物消則不滯蘇梗之用下其氣也氣下則暢又曰香藴之設一以治其痂一以通其數貼之藥力一以消其內蓄之腥氣耳右上一貼停服

晚診六動躁痛雖漸止體倦食減予又上丸藥五十丸作二次而進或曰是丸性溫不宜上於脉躁體倦之際未知有見識焉予曰疾之違和每與常異自一月以來痛則寒熱發疝氣强溏泄頻以致危急者有前轍矣故用是丸一以固其溏一以調其疝雖有寒熱由乎疝溏而發也明矣又曰溫能除大熱溫能調大寒用之有何不可體倦食少乃正氣虛耳待明日寧靜暫畱煎成固眞飲以進之未爲晚矣

丸藥方

良姜　乾姜　故紙各十分　杜仲五分　五味　肉桂各三分　姜朴　酒歸　呉萸　小茴　肉蔻各一分

白朮 二匁

右生姜五錢煎湯調石蓮粉爲丸

考其方曰良姜乾姜乃局方二姜圓用以治其寒痛冷泄也故紙五味乃濟生二神丸用以治其腎虛痛瀉也杜仲故紙乃青娥丸用以補煖下焦之虛而且泄也肉蔻五味乃石山肉蔻圓用以止住脾腎之泄而虛寒也桂朴歸良乃丹溪治疎泄之要茴茱蔻味乃東垣治經年之溏合六方以治其三冬寒疝痛泄敢曰的當調一品以緩其衆味燥熱尤謂出格唯明者辨焉愚者雖不悟焉足耻焉或曰寒熱臨發進之何如予曰症似各逞

本出一端强進丸數眞寒假熱勢自伏而痢定泄止耳
遂上半夜痛大止似有寒熱之作然不多
耳自翌日再不溏泄天明時進膳少許
或曰是丸唯可以治其泄及寒痢乎予曰豈然哉以
樹皮草根而調小天地焉局於一偶而能應百病者
哉丸藥之用折而贅茲當歸扶虛而補心肉桂溫潤
而利肝杜仲壯骨而煖腎五味生津而滋肺良姜養
氣而健脾小茴通氣以除痢利乎小腸乾姜逐冷溫
氣和其膽吳萸除痢溫膀胱厚朴止瀉溫大腸蓮肉
和中而養胃至於三焦命門有生之火也雖在四時
周不宜撲故以蔻紙生姜以充之豈謂朔風嚴寒之

用哉白朮蓮肉調中氣也當歸肉桂養營血也故五藏六府得其正則百邪不能逞其宼氣血陰陽得其正則營衛不致有敗失寒邪冷氣不害其少火則元元自固矣又曰痰或作滯以二姜推之下關虛冷以四神溫之食飲作痞以良薑消之疝氣作痛以茴香退之唯其邪火實眞元虛損則有他方在雖曰肌熱發渴若不引水症屬假火亦宜用之陶氏曰溫能治大熱此之謂耶

夜子后脉五動餘　侯曰倦耳

○二十一日卯時脉五動尚有昨夜之餘氣　侯索藥

遂上昨午煎成固眞飲或曰今朝焉不合藥予曰昨日之藥可也曰過氣耶曰不妨勉進之命諸侍官及諸醫知吾用方有理不爲偶中也侍醫士遂溫之上　侯覺暢快體倦自和

午脉五動勢似和　保翁曰歸脾料不可忽也予曰然

晩脉太抵相若上人參湯固眞飲　夜丑后更衣濕而不多

〇二十一日辰脉四動半有奇

上前方

晩脉太抵相若常日腹和然舌燥胸滿足趺餘腫

是夜四更大便通而堅自五旬日未有此便也

〇二十三日脉四動有奇太抵相若醫按胸腹良久予出曰今日　侯當腹痛矣及午　侯覺惡心欲吐醫僉

曰何前症之累發耶予曰不乃早間按摩良久寒氣所襲耳進一二姜圓二粒姜湯下須臾即已

晚診同　按數日之藥中下二焦雖固尚餘舌燥胸滿尿赤趺腫不食數症議欲換方或曰連日藥病相投何其數易耶　予曰古曰藥無定性中病則已今也下部雖固心脾未周故餘舌乾（脾之竅心之苗）胸滿（心不能周脾不能運）趺腫（中氣下陷）尿赤數症耳經曰二陽之病發心脾男子失精隱曲不利正此謂也其不食者亦由是也

歸脾湯 全料　加陳皮　五加　升麻　羌活

縮砂　木瓜

歸脾之用調其心脾也陳升之加補益中氣也木瓜五加行其腿趺之氣也羌活之用行太陽之氣以消背脊之腫也縮砂之用啓其脾也

〇二十四日辰脉大同上加味歸脾湯人參湯減半疾曰舌潤耳

晩診同上前方是夜小便多而長亦清次早脊腰腿腫退趺腫減

〇二十五日辰脉四動半有奇寧前方加味歸脾湯人參湯三分

晩診同一齋曰太陽經腫已退肌似潤矣唯肋下有痞固此虛里不應及季肋甚弱伯翁亦教我上歸脾香砂之類

歸脾料加陳皮五加升麻木香川芎肉桂酒芍

晩診同　候覺舌潤氣爽及察聽清趺腫減是夜小便清長而多

○二十六日脉左尺弦滑而流利右尺弦而和可菊曰

右脉好予曰立春在邇宜予左部之弦利今日始診其

生發耳　候曰五更進粥數口滯於胃良服丸藥可乎

予曰似滯而非滯也　候曰脹是痞耶予曰脉色和流

非其痞也乃正氣聚於氣海耳何用湯丸爲　候曰試

焉一齋曰虛里應肋痞降矣唯帶脉爲患也是日舌潤

言清胸快肚寛進膳常之倍

晩脉四動半寧

○二十七日脉大抵與昨晨同

前方　去桂加酒蘗減遠志倍當歸
午里見保庵有　尊恙無及遠慮之語
晩診五動寧
歸脾湯料　倍當歸　加五加　升麻　酒栢
芍藥　川芎　生姜
是夜小便清而長安然熟睡
○二十八日立春是早脉四動半有奇有上下之神無
濇弱之形兩尺有神而蕩觀察和悅聽之不清趺腫愈
退衝陽太谿脉和唯其陰陽氣血未周瘦弱未復耳
按雲林龔氏曰大凡大病後穀消水去精散衛亡多

致便利枯渴治宜補中益氣爲要蓋脾爲中州澆灌四傍與胃行其津液者也況大腸主津小腸主液亦皆稟氣於胃胃氣一充津液自行矣燥甚者別當以辛潤之（肉桂）故用以苦泄之（酒栢）故佐及倣治周侍御患元氣虛弱心神虛損飲食不思六脉虛微倍用參芪加遠志棗仁酒芍地黄麥門連進數劑得効公案故方中全用前品一以體歸脾之料治心苗之燥一以潤腸胃順大便之結也肉桂獨活之使引衆品調其下元酒蘗地黄之用以救將絶之腎水也又獨活五加行氣於下部退其虛腫兼同苄樓補腎元也

補益料　加肉桂　遠志　棗仁　茯神　地黃

門冬　酒芍　獨活　五加　酒蘗

右一錢二分姜二分煎熟而進

其有川芎故紙杜仲山藥山茱五味良姜羌活木瓜

防風木香砂仁牛膝茴香楝子桔梗等品俱湊進退

加減應病之効恐藥味渾雜反成其偏姑捨焉唯摘

其要以充其劑耳知醫者不妨爲　矣拈出

晩脉四動半有上下去來之神跗腫將平飲食順言亮

聲響

前方　去酒蘗加香砂

二十九日辰脉四動半有奇流利尺滑

前方　去門冬地黃黃栢加木瓜杏仁香附

或曰藥病相應又胡出入曰數劑潤品固足潤其腸

胃津液矣當行大便之際不宜驟用門冬地黃以其

滑腸也加以木瓜杏仁利其氣通其鼻也東垣云杏

仁治氣秘佐以陳皮正此謂也

午上獨參湯

晚診同　前方

是夜丑前大解不硬不濕者適中

三十日卯時脉四動半有奇清和流利

補益料加肉桂　遠志　棗仁　茯神　川芎

酒芍　木瓜　五加

午診四動半有奇流利機神動矣是年永怡子診曰脉數良久再診曰動數

減半唯五動耳又日多日不食之脾胃脉虛弱也　○里見保庵診曰脉和唯心脉未蕩

或曰按侯尊年久病血氣陰陽未復榮衛宗之氣未

閑食飲未甘口肌瘦未充體脉當浮弱而濇或兼虛似

數何機神蕩動去來和利之見診也丹溪曰瘦人脉浮

戴氏曰久病脉弱是其候也又曰氣虛脉如病蚕食葉

血虛脉如雨霑沙中帶虛數一者乃濇脉也侯診無

上諸脉何與病相反耶曰子知之脉不察之治言醫者

先明脉病之虛實而后用藥之不惑則重病就輕輕病就愈將復未復之際脉先蕩利耳自前至今經兩旬日凡用人參湯三十餘貼日夜不間斷者正慮其高年嚴冬久病脉濇氣弱數端矣譬之世人脉病相失良醫束手之際單用參湯而復命者間有矣薛立齋虞恒德龔子才所編書標明厥旨全在況進參湯及峻補藥劑多日今日得機神蕩利不言而可知矣吾將停藥兩日溫之以食者正由脉之動蕩耳經曰人形病脉不病曰生難經推明之曰人形病脉不病非有不病者也仲景叮嚀究之曰人病脉不病名曰內虛以無穀氣神雖困無苦是言形體憔悴精

神昏憒食不恢美而脉得四時之從也據之病后調理理猶明當

○辛丑年正月元旦精神爽快食物恢美聲亮色潤脉四動半有奇上下去來之勢利

是日停服

北山友松子醫案卷之中　終

北山友松子醫案卷之下

孫 攝陽 北山壽庵道脩輯

○奉診某君脈數欠或浮而滑或弦而數或滑而數兩關前猶甚聞自秋仲外感鼻塞或用敗毒正氣等劑發表延至冬初晡熱痰紅或用滋陰降火及至臘末猶患惡寒晡熱頭痛額痛鼻乾齆腫痰嗽聲重或用補中益氣數症還復百藥齟齬非藥艸之不靈計症候之不明也茲承某君命不敢隱諱畧窺線道以陳始末夫風天

之陽氣百病之長也營衛失調皮膚不密陽邪外襲傷
人尤速一失其治傳入湊理再失其治傳入骨髓不能
泄越者內作骨蒸而成風勞矣論其變或令人寒熱或
咳嗽吐血遺精盜汗肌瘦等症作矣豈曰盡屬陰虛而
用滋降再曰中氣虛弱而用補益枉投藥劑坐觀其効
如衆盲摸象者哉故藥分三陰三陽以施症隨各經各
脉以斷縱得外邪之傷乘其邪淺藥不數服而得愈矣
原某君數症雖經幾月幸年壯氣旺陽邪不爲傳變唯
滯於一經也謂一經者足陽明也自迎香交入鼻歷承
泣起頭維循鼻外入上齒及走下關頰車數穴云所患

數症不外斯經申酉晡時足少陰表裡所主一受邪侮其所勝之水則晡熱作矣經曰應於申末發者謂之潮熱邪在胃也脉浮滑弦數陽也表也乘其脉勢先以表散陽明之邪候其脉和後以調理陽明之土則無實實虛虛之患矣所用藥方考畧陳如左

升麻　葛根　白芍藥各五分　當歸二分　白芷二分　甘艸二分

芷葛升麻辛甘輕清之品也辛甘法乎陽可以發陽明之表輕可以治陽明之實清可以理陽明之滯以白芍斂其清發之氣以甘草可以緩其陽明之土經曰邪之所湊其氣必虛佐以當歸之甘溫和芍藥之酸寒調其

榮又和炙甘之溫平和其衛營衛調而外邪伏陰陽和而寒熱除是以加味之升麻葛根湯由乎陽明之症而所設也

前方上五貼諸症如失唯鼻塞而耳脉左右關尚弦再加二味於前方慮一味之和滯不專姑置之

加芎辛各三分去歸

右上六貼鼻氣通暢頭面爽快六脉平和飲食自若然因歲末年始出入甚繁初四日覺皮膚惡風今猶平快矣承某君命再製一方云

前上升葛數劑諸症速痊昨似有風寒之狀然脉既平

和不可過服表劑亦不可峻補將前劑宜合友賢之補益湯料想適中也特考藥品再驗萬一

人參　黄芪　白朮　陳皮　當歸　柴胡

升麻　川芎　白芷　白芍　葛根各二　炙甘一

參芪朮陳甘溫而補右芎歸柴芍味厚而調左升葛白芷引衆藥以行表國老之甜和衆藥以緩勢一補而惡寒退一發以惡風散一升而上部症和一斂而中州氣平或曰醫王湯病后固宜分兩何不從東垣氏之古製而用等分無乃逾古賢之法乎曰吾聞之矣用藥如用兵方其陳圖也苟執其方而不考其藥如將之師師唯

執其陣圖以遺其兵勢也臨機不能應變而不致倒戈棄甲者鮮矣是以君臣佐使異用寒熱虛實異劑輕重異宜亢承異制故曰神而明之存乎其人也東垣立方以參芪爲君以脾胃爲言子之變方以升葛爲引以固表爲用矣古人有言曰世或操禁方爲口實剽竊陳言甚託言師心倍古昔而自用誖之誖者也與其自用無寧有方與其執方無寧窮理誠萬世方家之指南也曰子之合和補益升葛二方分兩果有理乎曰既陳之右矣能升其清則濁自降清濁復位榮衞斯調

○紀州五旬男經霜路十餘日因病后患不服水土吐

痰瀉利覺四肢怠倦脉左關弦數右弱
○初用方　生半夏　生陳皮　白茯苓　白朮
人參　厚朴　藿香　青皮　白芥子　萊菔子
甘艸○次用方　固真飲子○終用方　三子養心湯
○中年男常患小腹弦縮飲食不甘過則尿結尿數覺
口中粗淡本年八月肛門腫痛膿汁不斷脉弦弱數
人參　白朮　當歸尾　陳皮　柴胡　没藥
桃仁　槐花　白芷　川芎　甘草節　益智
地榆　黃芪
○壯男患內痔直腸腫痛膿汁不乾

當歸　桃仁　枳殼　苦參　白芷　地楡
甘草節　紅花　兼用苦參丸每服十丸
○紀州大井氏壯年患濁莖痛發疳愈后清汁不乾夢
遺令服忍冬草一斤餘脉數而弦兼患淋濁陰囊左邊
腫核
○初用方　當歸尾　川芎　黃栢　梢甘草各三分
忍冬五分　肉桂　橘核　牛膝各二分　○次用方　黃芩
黃栢　肉桂　龍骨　車前子　當歸　熟地黃
山梔子　梢黃芪　梢甘草　牡蠣　柴胡　辰砂
次用方　白朮　肉桂　茯苓　澤瀉　猪苓

木香 川楝子 蘓木 木通 檳榔子 橘核
川芎 生姜 鹽 茴香 蓮肉◯次用方 補中
益氣湯對五苓散加橘核 酒黃柏 吳茱萸
生姜 鹽 車前子 茴香◯次用方 黃芪
蓮肉 人參各二錢半 黃芩 麥門冬 地骨皮 車前子各一錢半
附子 肉桂 檳榔子 熟地黃 山茱萸 山藥
澤瀉 牡丹皮 青皮 橘核◯次用方 八味地
黃丸料加橘核 延胡索 茴香 川楝子 終
用方 同方加 石菖 甘草 烏藥 益智 鹽
龍骨

○壯歲男前年患眼上盛下虛飲食不成肌肉脉舉之
似緩按之全無
○初用方 固眞飲子○終用方 升麻葛根湯
加薄荷 白芷 決明子 獨活 細辛 黃栢酒炒
當歸 夏枯草 甘菊花
○水野氏前二十年患癰后噯氣嘈囃腋汗腰痛足弱寒
遇寒則便結疝動則溺黃臍腹痛睡則身痲夜不能寐
雙眼朦昧肌肉瞤動右脇築塊脉弦而少數
○初用方 破欝丹料○終用方 固眞飲子
加青皮 香附子

○遠藤氏四旬十年前患瘡三載后右手戰左右有時不便四肢冷或足熱項太陽筋强兩脇筋强或築左胸鳩尾及臍邊動氣一或用氣則目眩身搖遇食則瀉上氣頭痛遇冬腰冷久坐則足痺不知脫履時患濁痳

○初用方　人參養胃湯　加黃栢　酒炒青皮　鱉甲

次用方　沉香天麻湯　加青皮　梹榔子　茯苓　黃栢　車前子

○次用方半夏白朮天麻湯　加青皮　羌活

次用方　人參敗毒散　去人參　加木瓜　薏苡仁　黃芩　黃栢

○次用方　前劑　去木瓜　黃栢　薏苡仁　加黃連　芍藥

○次用方

羌活 獨活各一朩 藁本 防風 甘草 川芎各五分 蔓荊子三分 附子五分

◯終用方 羌活 葳靈仙 黃芩 甘草 酒香附 桔梗 當歸 皂角刺 防風

◯一壯男四年前正月停食已前頭苦痛如釘眩暈至今腹內不和心下攻築或瀉利或耳鳴

半夏白朮天麻湯 加青皮◯又用交感湯 加甘草

◯十八歲男子身體衰弱時吐痰早晩和靜子午勞倦胸痛上氣不寐小腹無力脈細數弱而不調

補脾瀉肝湯對定志丸料 加陳皮 香附子

酸棗仁

○白樫氏内人壯年右喉結軟核臨夜咽乾口渴或身體痛無定所噯出氣則胸寬不噯則緊脉上部滑數下部五動弱

○初用方 破鬱丹料 或藿香正氣散○次用方加味四七湯 加酒黃連○終用方 四物湯去熟地黃 加生地黃 香附子○薄荷 桔梗酒黃栢 知母 甘草

○澁谷氏左脇動氣上升目眩頭或覺酸痛背脊強手足甚冷停食則易饑多食則倒飽

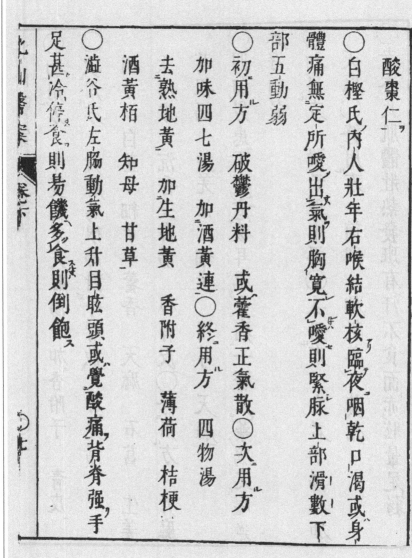

○初用方　半夏白朮天麻湯　加香附子　青皮
○次用方　升麻葛根湯對平胃散　加羌活
川芎　白芷　細辛　藿香　天麻　石菖　生姜
次用方　沉香天麻湯　加青皮○終用方　升麻
葛根湯　加羌活　細辛　川芎　天麻
○四旬男患下疳愈後耳鳴身痛一醫用藥鳴定嘔逆
脉浮細弱
○初用方　附子理中湯○次用方　六君子湯　加
天麻○終用方　前胡　加乾姜　黃栢
○寺本氏肌體壯熱發班有汗不食面赤眩暈足弱

玄參升麻湯　倍白芍藥

○伊達氏五十歲多年患痰嗽日則少靜至夜半后痰甚嗽多或耳鳴目昏腹脇衝弦氣動多食則嗽愈甚大便秘小便如常或澁。

三子養親湯　加括蔞實　海浮石煅

○石原氏壯年四月間遍身發小瘡如麻如斑服藥愈后傷風吐痰左手足不便于動左脇如有物衝氣動耳左鳴不聞有時脚膝弱或左腕腫脉左右上部浮弱數下部弱而數

當歸　川芎　芍藥各二　威靈仙　忍冬各三　羌活

黄栢 石菖 紅花各二分五分 蟬退一分 防風 枳殼各七分

甘草五分 生地黄一分 桂枝三分 柴胡 升麻各八分

○岡村氏壯歲患頭痛不食呑酸上氣或胸痛四肢冷耳右聾左鳴目昏足膝麻痺或舌強咽乾眩暈吐痰健忘遺精或小便溷濁脉上部弱數下部似滑

○初用方 益氣聰明湯 對六君子湯 加天麻天南星 石菖 獨活○終用方 通明利氣湯

○二旬男肌膚日晡發熱頭面無汗四肢覺冷惡聞食氣吐逆遍身將發斑狀頭痛脉沉數或弦數

○初用方 太無神朮散對升麻葛根湯 加玄參

○終用方 不換金正氣散對升麻葛根湯 加石菖

枳實 人參 生姜

右數貼前症愈發黃眼色如金口渴

茵蔯五苓散 加葛花

○高田氏患氣鬱腹悶作聚少食白濁脉左右俱濇五動一止或三動一止醫爲惡候予曰是然醫書言瘧之變症惡候百出

○初用方 行氣香蘇散 加青皮 山查子 木香

或去三味 加茴香 青木香 三稜 莪朮 木通○次用方 三和散

覺臍上下氣動脉三十動一止二十五動一止

○終用方 人參 乾姜 肉桂 甘草 黃栢各一錢

知母各五分

○一壯男患左腹攻築行步無力胸脇氣動飲食減少

○初用方 行氣香蘇散加青皮 山查 木香

天麻 半夏○終用方 八物二陳湯

○青木氏肥壯常苦小腹冷足弱或跗腫

蒼朮五錢 黃栢三錢 甘草五分 牛膝八分 生姜八分

○一男子因食魚生腹痛左甚作瀉脉實常患腹脹而

赤上氣

厚朴　青皮　山查子　木香　藿香　縮砂
甘草　芍藥　烏梅　檳榔皮　半夏　陳皮
香附子　青黛共十四味

○五旬男平素用心太過仕官朝夕無暇常犯疝症小腹氷冷及腰脊或覺腹内如轉索或肚腹如絮柔痰支心下脚腿酸弱脉沈細無力或細動似弦
十全大補湯　去肉桂　白朮　加附子　羌活
防風　製半夏　乾姜　陳皮　杜仲　牛膝

○一男常患狐疝或顯或隱下血數年在四季八專之令右脇結塊如碗不動不痛覺腰背冷頭鳴目眩小過

于食則吐飲一口多年病痔瘻脫肛數症
○初用方二陳湯加蒼朮川芎香附子
羌活　青皮○次用方　芍藥　當歸尾　地榆
桃仁　枳實　厚朴　青皮○次用方　清氣化痰
湯○次用方　藁本　白芷　羌活　天麻　葳靈
仙　細辛　蔓荊子　生地黃　當歸　便香附
山梔子　陳皮○次用方　香砂平胃散○終用方
活血化痰湯　加地榆　黃連
○一男常患肚弱易傷於食右脇痞氣臍下亦然或似
傷風肩背緊或秋末痰支咽喉或聞鳥羽聲則胸心怔

忡不時口舌或鹹有時便燥脉滑數右關無力

○初用方　二陳湯　加青皮　蒼朮　茴香　香附子　川芎

○次用方　行氣香蘇散

○終用方　柴物湯對二陳湯　加知母　黃栢　延胡索

○高柳氏患心腹胸脇痛楚面白脣紅

○初用方　蒲黃　五靈脂各一匁　木通　赤芍藥各五分　黃連一匁二分　附子二分

○次用方　椒梅湯對七味淸脾湯　加紫蘇　白茯苓

○次用方　當歸　茯苓　陳皮各匁　白芍藥　酒黃連　山梔子　酒香附各八分　青皮　川芎　半夏　厚朴　柴胡各七分　吳茱萸　甘草各四分

○次

用方　推氣散　加厚朴　沈香　木香○次用方

黃連　吳茱萸　木香　沈香　延胡索　香附子

桂心　姜黃　砂仁○終用方　當歸　茯苓　陳

皮各一匁　白芍藥　黃連　山梔子　香附子各八分　青皮

川芎各六分　半夏　厚朴　柴胡各七分　甘草　吳茱萸各四分

○河島氏患腹肚積氣不食體瘦發作則眼暈背強手

足冷或夢遺惡食

○初用方　半夏白朮天麻湯　加青皮　香附子

○終用方　分心氣飲

○淺井氏平常少飲左鼻孔生痔體溫則通遇寒則塞

○初用方 補中益氣湯加白芷 細辛 辛荑
木通 川芎 石菖○終用方 辛荑 木通
防風 細辛 藁本 升麻 白芷 葛根各三匁 黃芩
甘草 薄荷 石菖各一匁五分

○安西氏内人二十歲因產後喪孩至六月后發熱晡時或盜汗不食醫治后體瘦弱面赤或盜汗不食脉七動無力左右項生瘰六七顆經水或居

○初用方 黃芩 柴胡 桃仁 玄參 犀角
赤芍藥 牡丹皮 生地黃○次用方 活血化痰
湯加地骨皮 牡丹皮 紅花 桃仁 延胡索

香附子　白朮　酒黃柏○次ニ用ル方　柴胡　連翹
黃芩尾　甘草　三陵　牛蒡子　蘇梗　黃連
紅花　括蔞根　知母　貝母　白芷　葛根　生
姜○次ニ用ル方　桃仁　赤茯苓　柴胡　三稜　白
朮　貝母　酒芩　山梔子　桔梗　當歸尾　縮
砂　甘草　陳皮　括蔞根　紅花　皂角刺　生
地黃○次ニ用ル方　山梔子　柴胡　葛根　川芎
黃連　芍藥　地骨皮　當歸　白朮　茯苓　紅
花　桃仁　牛膝　甘草○次ニ用ル方　括蔞枳實湯
去當歸　加桃仁　紅花　牛膝　赤芍藥　當歸

尾○終用方　加味逍遙散對四物湯　加貝母
括蔞根　紅花　桃仁　牛膝

○一奴勞役后病瀉面部四末虛腫色青黃痰喘不眠不進飲食言語呢喃脉左寸不應餘部浮弱或弱數五動半餘醫治將及半載病日篤併無寸驗予曰弱則衛氣敗弱數營將奪不救其主再三求請曰服予之藥一貼雖瞑目在九泉之下亦無怨矣予不得已用藥七日浮腫退痰喘止粥飲進呢喃定外症悉平唯脉不復予曰無奈矣其主再求曰服予之藥得其神驗更乞一治予曰獨參湯大貼延三日之命也后果然

○初用方　當歸厚朴湯對六君子湯加木瓜阿
膠　煨生姜○次用方　當歸　厚朴　前胡　甘
草各五分　肉桂　陳皮各七分半　蘇子　半夏各一錢　人參二錢　○次用
方　六君子湯對錢仲陽白朮散　兼用獨參湯
○次用方　駐車丸每二十粒粥飲下○終用方　消
氣散
○五旬男患咳嗽或飲食或睡臥身暖愈嗽脉滑
○三子養親湯對二陳湯　去半夏　加生半夏
山查子　香附子　神麯　括蔞仁
○岸本氏患稜骨痛五六年或咽乾齦腫頭痛面目腫

俱屬右脉滑

升麻　白芷　蒼朮　薄荷　黄芩　甘草　防風

半夏　羌活　天南星

○紀州落合氏前年患疸愈后右脇築塊左足麻痺而弱左半身覺不便常耳鳴或夢泄脉五動

三妙散　加當歸　川芎　青皮　獨活　甘艸

○六旬男自去冬初覺傷風吐痰咳嗽至夜尤甚頭汗如流脉弦濇

三物湯對二母散　加製半夏　阿膠　五味子

款冬花　桑白皮

西村氏患痰嗽腳腿痺弱腰腹沉重及秋似傷風狀
脈或滑數或弦數
除濕清熱卻痰丸對三妙散
○七澤氏老母患四肢不便動則痛楚背肩強急手腕
結核前服六味地黃丸料不愈
○初用方　當歸　赤芍藥　黃芪　羌活　鬱金
防風　獨活　川芎　甘草　桂枝　陳皮　半夏
茯苓○次用方　羌活　獨活各一分　藁本　防風　川
芎　防己　當歸　芍藥　熟地黃　蒼朮各五分　甘草
蔓荊子各三分○終用方　人參養榮湯　加羌活

○戸田氏患魚口愈而結塊手足時發紅點脉實

防風通聖散　去芒硝　石膏　加黃栢　木通

牛膝　紅花　再去四味倍防風　加大力子

蟬退

○木村氏患內障左失明右少光頭重耳鳴前與補中益氣湯及益氣聰明湯六味丸等劑右眼復光今春爲官役自紀至武路途勞神覺鼻塞眼暗上氣等症脉左浮弦右弱弦

初用方　蔓荊子　羌活　决明子　當歸　川芎

芍藥　熟地黃　黃芪　甘草　防風　陳皮　蒼

朮 升麻少 柴胡少 沙參 共十五味 次用方
前劑加青皮人參◯終用方 人參一分 黃芪
白朮 當歸各一分 五味子二十粒 黃栢 山茱萸 牡丹皮
澤瀉 茯苓各一分 熟地黃四分 甘草五分
◯宇藤氏性急左脇衝動攻築或頭痛目眩或吐痰鼻
塞夜不安眠自正月初旬遍身似傷風熱后吐痰盜汗
頭痛目眩晡熱數症往復脉滑而無力帶弦
◯初用方 天南星 甘草 柴胡 白芷 牙皂
黃連 枳實 括蔞仁 川芎 赤芍藥 蘇子
香附子便製 貝母 天麻 白芍藥 前胡 桂心

黃芪 茯苓 人參 細辛 當歸 麥門冬

陳皮 甘草各一兩 生半夏七分半 終用方 當歸六黃湯

○八旬男患休息痢二年及本年正月傷食泄利愈重至二月初醫灸數處亦作溏瀉或嘔吐頭痛腹滿脉弦細

初用方 藿香正氣散 加酒黃連 兼用駐車丸

次用方 茯苓 白朮 人參 陳皮 乾姜各三分 甘草各一分 白芍藥 澤瀉各二分五厘 升麻八厘 終用方 白朮 陳皮 茯苓各三分 人參一分 縮砂 酒香附各二分 甘草五厘 半夏一分五厘 當歸五分 杏仁二分

○木村氏習射數年胸腹結氣衝動或肩背痛或頭痛

上氣或不食等症
○初用方 二陳湯對三子養親湯 加天麻 酒香附
○終用方 香附子四分 白茯苓一分 天麻 青皮各八分
甘草四分 木香一分 當歸一分
○布施氏肥胖病后覺體弱
二陳湯對平胃散 加桑白皮 白姜蚕 白芷
○一男患咳血寢汗脉數
陳皮 茯苓 甘草 桑白皮 當歸 天門冬
麥門冬 山梔子 黃芩 芍藥 生地黃 紫苑
阿膠

○壯男患痲癩愈后發脚氣腫痛

人參敗毒散 去人參 加木瓜 牛膝 蒼朮

○四旬餘男患內痔結糞疼痛不已夜甚脉左弦尺弦

實右浮弦五動餘

當歸尾 赤芍藥 川芎 生地黄 地榆 枳殼

槐花 荊芥 防風 乳香 沒藥 酒黃連 桃

仁 甘草節

○一男患痔瘡逾年不愈狀如燭殘臉腫遺膿脉弱散

而似滑或弱數

○初用方 黃芪尾 人參各三 甘草節五分 當歸 白芷

皂角刺各二分○次用方 黃芪六分 當歸二分 川芎 柴胡
生地黃 芍藥 甘草節各二分 白芷二分○終用方 人
參敗毒散去人參 加金銀花 防風 薏苡仁
連翹 黃栢 皂角刺 木瓜 木通
○林氏患瘡毒下疳愈后肢體弱兩腿緊痛鈌盆肩井
左右發數十塊或潰或愈脉動而弱
○初用方 十六味流氣飲 加木瓜○次用方
踈經活血湯○次用方 四物湯 加黃栢 木瓜
檳榔子 蒼朮○次用方同方 加黃芪 防風
杜仲 羌活 人參 牛膝 甘草 附子 黃栢

枳椇子 沒藥○終用方 當歸拈痛湯加附子
細辛 乾姜 防風 茯苓 山茱萸
○四旬男常患右手風戰本月初日晨唇緩舌强不能
言語至巳時漸復至今二十余日每早如前昨今二日
○無食味脉左弦數右弦數弱
○初用方 烏藥 陳皮各二 川芎 白芷 枳殼 桔
梗各一 白殭蠶 乾姜各五 甘草三分 或加黃連酒炒 羌活
或加防風 荊芥○次用方瓜蔞枳實湯 加石菖
半夏 人參 白芷○次用方 藿香正氣散 加
人參 石菖 葛花○次用方 八味順氣散○次

用方　定志丸料　加木香　當歸　酸棗仁　終

用方　治心虛手振藥劑十五味

〇卅七歲女子初九日發熱初十日見痘是夜經水適行十一日酉時痘發遍身滿面根窩不潤咽喉乾渴肌體尚熱脉浮滑數用常歸芎藥川芎葛根牛蒡子連翹木香生地黃等劑四物補其血則紅點能潤又理經水葛根解其肌則脉自能和兼行陽明牛蒡連翹化痘毒以治十二經之火香可以去穢故用木香而淨其經水之汚輕可以治實故佐葛根而治其肌表之壅又木香能行血藥之滯芎藥善歛輕發之氣

○豐州青木氏女患痰盛發熱項生一物如橘大焮腫疼痛咽乾口渴一醫與清凉散合二陳湯治十餘日並無寸効不食三日矣請予診左寸關弦數右大數予曰此方宜矣但二陳湯未可也原用清凉散加山豆根桔蔞仁枯黄芩三貼而痰退熱止仍以清凉散爲末醋調敷痛處明日其腫即退擧家神之

○一富商年六十餘頭項腫痛不能搖動一醫用人參敗毒散數十貼熱退腫如故又用内托之藥不効請予診之脉虛緩左尺澁及伸手乞診轉身之際皺其兩眉眼看身下予曰平素莫犯脱肛麼患者曰已多年矣予

乃知前用敗毒散之非，撮補中益氣湯加茯苓酒芍藥倍人參黃芪，三貼而膿出，七貼而收功。外貼拔膿滋血膏藥。

〇大坂一婦人，年三十餘，項下腫痛結一核，紅如棗子。一醫用人參敗毒散，數日不効，請予治之。仍用前方加海蔕、昆布、山豆根、黃芩、黃連、瓜蔞仁，五貼而腫消熱退。外用海蔕以下六味粗末，連錢草汁和醋調貼。

〇一官家婦人，常患兩脇有物衝上，亶中則口中乾燥，頭痛目眩，面熱足冷，大便常澁少，諸醫治十一年矣。或止或發，不能去根。少有思慮則發，又不飲食，命予診之，

兩手弦數六動餘矣予曰此肝氣有餘以致矣一醫曰
某常診多年矣此生成脉矣予曰豈有是哉人長脉遲
年老脉緩是其常也此必前醫補之過也以小柴胡湯
去人參加川芎地骨皮梹榔子枳殼青皮七貼而胸寬
上部病減半仍用香附四製合大黄四製爲丸服一二百
餘丸用煎湯送下大便頓解目眩如忘通身發班瘙痒
脉五動矣予曰脉動如此必有十全雖想前醫用調經
補血熱藥峻補多年矣行年五旬餘經水不斷已前發
熱令發班者乃血燥而然有物衝上者乃瘀血也用四
物湯合小柴胡湯加牛膝紅花桃仁便香附黄栢作大

貼頓飲四貼下瘀塊如碗者數次連下紫黑臭膿經水十餘日后診脉只四動半矣予知症瘥用川芎當歸酒香附黄栢數十貼收功

○一侍女年三十餘矣常患健忘如怔忡夢中作驚大便秘結血塊衝上頭暈目眩不思飲食五年餘矣醫用歸脾逍遥八珍等湯及清心圓安神散等藥不効求治於予余製一方牽牛大黄梹榔子枳殼桃仁紅花牛膝滑石爲丸每旦服三十丸抑陰湯下數日眩暈止大便寬覺胸中凉快矣予曰未也必須大下血塊又用四物湯服前丸藥數百丸下瘀塊黑膿者七日后用沉香木

香烏藥香附子藿香紫蘇山梔子陳皮茯苓白朮甘草五貼再加當歸川芎芍藥黃芩十餘貼諸症如忘后用加味逍遙散調理出入月餘全効

○井上氏女年十八患血塊衝動面青口乾髮脫經不調衆醫不効請予治用香附烏藥蔓荊子白芷沉香菊花川芎黃芩桔梗黃連爲散以小柴胡湯去人參加青皮煎湯送下日二服數日后病症減半髮不脫矣再用四製香附加桃仁紅花莪朮三稜枳殼檳榔爲丸以四物湯送下諸症如失仍用小柴胡湯加減全効

○坂陽一賈常慣使氣一事忤意則終日不食一日事

不如意忽患兩脚冷痹氣上衝胸食纔吐而失味足冷面熱諸治數日其勢彌急求予診之弦數予曰此脚氣也不急治則危矣爲撮蘇子降氣湯加木瓜又令灸風市三里絶骨各七八十壯灸未畢湯已成便使服之且灸且服至二十四時許病勢稍減服五十餘貼而平

○一男五旬肥白常用心機一日會客忽暈倒不省人事痰壅喉鳴鼻鼾脉浮滑會有客醫先灌蘇合香丸不應欲作傷食治予診畢曰氣虚而得痰厥症也宜醫林三生飲加人參一醫曰何以然曰虞天民曰肥人中風或口喎肢麻不分左右皆作痰治又曰肥人多濕宜用

烏附是也脉浮而滑且喉鳴鼻鼾故耳遂與南木香一分半南星生六分川烏附子各生三分人參五分右作七貼加焙姜煎服而得回陽后用六君子湯加天麻而痊○肥白之人知其素有痰症而卒用心正氣奪而忽暈倒痰壅喉鳴故多用南星以驅其頑痰鼻鼾氣奪故加人參以復其根本佐用木香以理其氣川烏附子性猛而躁故用於元陽暴絶之時追回發陽而成其功也方名三生生用其藥而存其勇烈之性耳或曰得子之法病愈十之八中風之因有五不治鼻鼾居其數也子何神焉令病者而脫其死耶曰是言也誠知醫之

用焉病證有疑似元氣有强弱子言鼻鼾一症謂肺絶也猶有説師曰肥人中風者以其氣盛於外而歉於内也肺爲氣出入之道肥者氣必急故令鼻鼾乃痰涎壅盛所以氣急有假似之不同也宜熟思之

○一童患痰嗽吐血發熱不食胸痞乾嘔用白朮人參黄芪乾姜伏龍肝名白朮散服十貼症減太半服五十貼而瘳若拘於熱症之常而用寒凉乃爲泉下鬼耳醫而未至於變法之權則烏足語此

北山友松子醫案卷之下　終

附録　大明獨立老人用藥方

○老人治一老父形瘦患疸某曰是血燥發黃症也譬如秋燥之令一行萬樹萎黃其用藥之始末録之也

八月八日　脉左寸沉數關尺沉帶細濇右手三部沉而數寸猶數大

○老人云熱鬱於中不上散胃中火滯而然脉見乎上是以上部多見色黃

○地骨皮　知母　連翹　枳殼各三分　黃芩四分　山梔子二分

薄荷葉半分　右三劑分二貼作四次日夜服
九日　脉同前　但左寸些浮而和　去薄荷加當歸
防風　秦艽各三分　十日　脉左尺沉弱而安右手機
神動蕩不似昨朝脉之沉濇矣尺微弦　瓜蔞根八分
知母　連翹　枳殼　地骨皮　黃芩各六分　黃柏
白芍藥各四分　防風　甘草各二分　右分二貼作四次日夜服
前八日云寸脉數大熱鬱于中不上散胃中火滯
云云因用薄荷防風之品十日夜鬱火升動肌膚
有熱日夜不退火炎則水乾故陰熱將發也燥
萬物者莫甚乎火故羸瘦不生肌肉火甚則速於

傳化故善穀不宜嗜食熱燥此劑苦寒甘涼方也
苦能瀉火火去而陰自生陰生則肌肉自長寒能
勝熱熱退而燥自潤燥潤而黄自退也

十一日 脉氣漸浮熱鬱自得升動但脉氣浮不無熱
動此正治耳

〇玄參 白芍藥 連翹 知母 瓜蔞根 地骨皮各三分
黄芩四分 黄栢二分 甘草一分 右劑分一貼溫服

十二日 脉失錄
熱申時發至亥時〇黄連 白芍藥 玄參
黄芩 知母 枳殼 瓜蔞根各三分 牡丹皮 黄栢

地骨皮各二分　甘草一分
十三日　脉失録
○六日夜大便燥結因加桔梗謂其氣少升則大便通矣　前方　加桔梗稍二分
十四日　脉失録
○前方○因數日便結製通大便方
萊菔子七分　枳殼四分　知母五分　桔梗二分　○右煎湯生擣瓜蔞根五分　取自然汁投入湯藥中再加蜂蜜一匕拌溶重湯温服至夜半后寅初刻大下燥屎糞后下此二黄汁如豆汁淋者其后自止次晨胸膈凉快腸胃寬快○

濁滯不下則清氣不升陰陽之道也小人不退則正士難進家國之道也故燥熱日久裡積燥糞燥糞不去則脾胃愈積故假此而推之治病之道也

十五日 脉六部些數而和但兩尺沉濇右寸弱

白芍藥 黃芩 知母各二分 石斛五分 牡丹皮 生地黃姜汁炒各三分 陳皮三分 枸杞子五分 甘草一分 右剤分二一貼作四次溫服是日晡熱又來飲食少進氣色怡惓 經曰一水不勝五火故此剤以瀉五臟之火也燥熱之藥久服致脉數雖和沉而無力此幾而無水故瀉火以存水矣用陳皮甘草以養胃氣石斛等物清

肺源矣

同晩　脉失錄

陰時作熱由邪所至便通漸能止也但得脉神旺長不爲濇滯乃佳是在調其氣而和之云云

○廣陳皮五分　石斛七分　白芍藥三分製　桔梗一分半　香附子五分酒製　白茯苓五分　甘草一分半　縮砂仁四分爲細末　右劑水煎熟投砂仁末作二次服

十六日晨　脉六部和帶少弱之意

○前方　減茯苓三分用二分加黄耆一分

十七日晨　脉左和右寸關濇恐是胃口閉鬱

○前方　去茯苓　加枳殻二分　連翹三分

同晩　脉失錄

申時熱發胸膈煩熱咳嗽

○立師曰前方加香附子砂仁者止下之用也下止可去矣今朝速欲去之恐未盡矣今晩脉沉而致嗽宜去香砂耳

○前方　去香附砂仁　加黃芩　知母　地骨皮各三分

十八日晨　脉右寸關浮大帶濇

黃芩四分　枳殻　白芍藥　防風　柴胡各三分　黃栢二分

腎無實不可泄今在尺脉沉火不息故暫用矣

甘草一分　知母　貝母各五分爲末　調前

湯送下

同晩　脉左三部和右寸浮數

○或曰浮脉應秋肺金獨旺恐伐和平之氣歟曰然

用枳柴發動右陽一毎以潤肺金是所以也然藥

力未行矣須用一貼而知之明早脉得和喘少熱

微氣色和怡

十九日晨　脉六部和而歛昨脉右寸關浮數減太半

而歛

○前方　去栢芍柴　加桔梗二分　椒目五分

或問症得之燥熱用芍藥酸寒收歛是法也今去

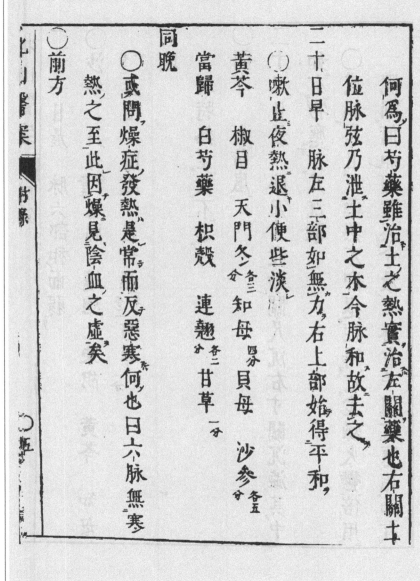

何爲曰芍藥雖治土之熱實治左關藥也右關土位脉弦乃泄土中之本今脉和故去之

二十日早　脉左三部如無力右上部始得平和

○嗽止夜熱退小便些淡

黄芩　椒目　天門冬各三分　知母四分　貝母　沙參各五分

當歸　白芍藥　枳殼　連翹各二分　甘草一分

同晩

○或問燥症發熱是常而反惡寒何也曰六脉無寒熱之至此因燥見陰血之虚矣

○煎方

二十一日晨　脉六部和而弱

○沙參　貝母各五分　當歸　連翹　柴胡　黄芩　知母

黄栢各三分　防風　白芍藥各二分　甘草一分

同晚

晡時熱至夜不退

○同方　去防風

二十二日晨　脉左寸發動關尺沉右寸關沉澁其中

如有物應指尺沉數

○或問累日下藥熱不即退症得之金燥火鬱倍用

潤劑何如曰雖然今晨之脉右手俱沉應指如有

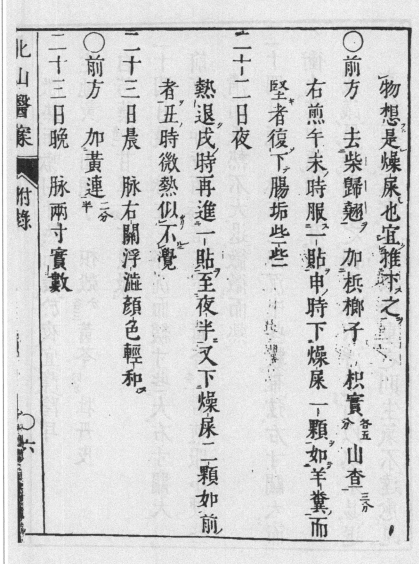

物想是燥屎也宜推下之

○前方　去柴歸翹　加梹榔子　枳實各五分　山查三分

右煎午未時服一貼申時下燥屎一顆如羊糞而堅者復下腸垢些些

二十二日夜

熱退戌時再進一貼至夜半又下燥屎一顆如前者丑時微熱似不覺

二十三日晨　脉右關浮濇顏色輕和

○前方　加黃連二分半

二十三日晚　脉兩寸實數

微熱而嗽曰寸熱而發於夜宜降陰耳
生地黃　山梔子　枳殼各三分　黃芩四分　牡丹皮
白芍藥各二分　甘草一分　右煎服
二十四日晨　脉左三部沈而緩寸些大右寸關大
前方　加黃栢二分倍生芐　黃芩各一分　右煎服小便些
清而多熱不大退微微而熱
二十四日晩　脉左三部沈中些數帶弦右寸關大而
衝上其中應指如有物
或議用推而下之曰左脉不浮泛所以熱不易退
高年病久不宜重加寒降重之則生氣不達愈見

其熱宜和之以少甘温之味則生氣生達而脉浮泛若胃有遺尿未盡后再推下之未爲遲也

○生芐 黄芩各四分 牡丹皮 白芍藥各二分 當歸三分 枳殻 梹榔子 神麯各五分 黄連一分 甘草二分

二十五日晨 脉左三部倶平右上部些數下部平然大抵共見緩弱故用補劑

○當歸二分 生芐 牡丹皮 沙參 神麯 廣陳皮 黄芩各三分 甘草 炒黑乾姜各一分

二十五日晚 脉左三部數沉中有生動之機右寸關數有泛發之氣尺濇 北政之年太陰司天右尺不應連白不論右尺是不應故也

○前方　去歸姜陳　加玄參　地骨皮各三分

二十六日　脉左上部數有浮泛之氣下部起動似數

右寸平關平而長尺似濇

○羌活　知母　地骨皮　玄參　黄芩　神麯

葛根　犀角各三分爲末　黄栢　牡丹皮各二分　甘草一分　右劑煎

熟入犀角末一沸溫服

同晩　脉左上部和尺絃數右寸關和尺些數

○立師曰左尺絃數而起腎熱見矣右部寸關今日

熱退而尺猶屬腎經氣分兩尺熱見法當治以辛

苦涼辛以散涼以潤苦以降是曰全治耳

○黄栢　知母各四分　地骨皮　澤瀉　玄参各三分　括蔞根七分

山梔子二分　甘草一分

二十七日晨　脉左三部平少數尺有生發之氣右寸

緩關長尺濇滯緩

○前方　加枳殼二分

同晩　脉左寸平關數些大尺平有根起浮之形右寸

平關長而大尺平大約六部雖平有數脉之形

○立師曰今晩兩關脉大

○前方　去枳殼　加山查二分

二十八日晨　脉同但右關些長

○前方
同晚　脉左上部些數沈濶右寸關大尺濶大低六
部些數之形
○括蔞根七分　生知母　地骨皮　山查子各五分　生黃栢
天門冬　山梔子各三分　燈心二十條
二十九日晨　脉左寸關些數尺數而沈細右寸些數
而些大關數而大尺平大抵六部些數隱隱有上升
之氣
○前方　倍門冬六分　減山查三分　加神麯三分
同晚　脉左寸關些數而和尺有歛起上行之意右寸

平些數關大尺平

○前方　去燈心減栝蔞根一分作五分

三十日晨　脉左三部平和有圓活之意右寸和關尺數中有衝動之意

○前方　加生茅根汁二匕右煎半熟投入茅根汁服

同晚　脉左三部平不泛起于上而中體大右上部數中衝動少和

○枸杞子七分　人參一分半　知母　地骨皮　天門冬　山查各五分　沙參三分　甘草一分

九月朔日晨　脉左上部平和尺中有發動圓活之意

右寸關些數而大尺中少動

〇前方　倍枸杞三分作一劑

同晩　脉左上部數尺有圓活利動之機右上部些數

關數而些大尺微

〇前方　加生酸棗仁三匁

二日晨　脉左三部微右關微數寸尺微大抵六部微

有些些數意

曰脉微氣微所以氣急由不能上下之意兩尺之

微有以見之補下則寸關之數自息

〇枸杞子一匁　沙參　地骨皮　天門冬　黄芪各三分

人參二分 五味子三粒 山查五分 甘草一分

同晩 脉左三部些數中有圓活升降之意右寸圓活關數而虛大尺平

○前方

三日晨 脉左三部和平之意但少力右三部圓活關些些數

○前方 倍門冬二分

同晩 脉左三部圓活有生氣尽脉自診二十餘日未嘗得如此之機神也右關些數寸尺似沈濇而微

○前方 倍人參五厘加連翹尖梹榔各二分

四日晨　脉左三部和緩尺些弱右寸沈而緩關些大數尺沈而弱

○前方　去梹榔倍黃芪二十分作五分

同晩　脉左上部和右關大些數兩尺活動而和

○前方　去連翹加神麯五分桔梗一分枳實梹榔子各三分

胃口閉塞有噯氣而胸前少熱然小便些淡○日飲食入胃上口承之胃氣不運積而成滯滯久化火而不下此清氣怫鬱於下濁氣塡塞胸中法當推而下之上下之用必在一提挈之功則清而自

上濁而自下滞氣自消矣又曰食而作酸俱在胃上口酸久積上則化火矣所以吞酸初發爲寒寒者物也久則化熱熱久則積成之非散莫能去之推者下散提者上散一提一推和氣乃見

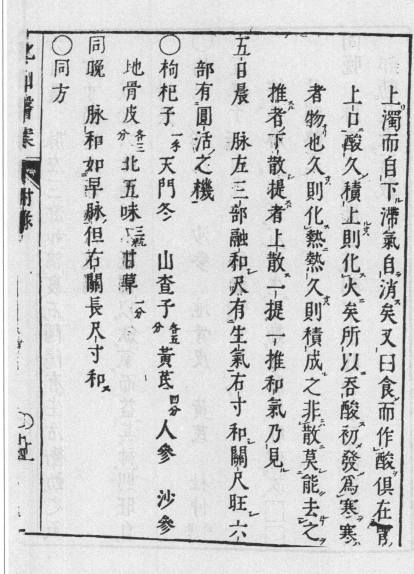

五日晨　脉左三部融和尺有生氣右寸和關尺旺六部有圓活之機

○枸杞子一錢　天門冬　山查子各五分　黄芪四分　人参　沙参　地骨皮各三分　北五味三粒　甘草一分

同晩　脉和如旱脉但右關長尺寸和

○同方

六日晨　脉左三部如綿裏石隱隱有生活衝動之氣

右寸關些大而弱尺沈弱

或診六脉弱而不旺補以斂氣而益其神則旺自

得矣

○

枸杞子八分　人參　沙參　地骨皮　黄芪　杜仲各三分

五味子二粒　山查子　神麯各五分　甘草一分

按早脉如綿裏石而生活動右關既旺何故□□

日晡熱至

同晩　脉左上部衝動流利下部旺動右三部活動六

部動且大而數

○前方　減參芪各半　加枳殼　黃芩　穀芽各三分

七日晨　脉左上部旺而有力尺有活動之機右寸雖和少定神關大些數尺有生活

○厚朴　白芍藥　神麯　地骨皮各三分　枳殼　山查各五分

黃芩四分　甘草半分

同晚　脉左關些大而數寸尺和而緩右關大數寸尺和弱

○前方　去枳殼　加人參　穀芽各二分　知母

天門冬各三分

按前用芪參十餘貼各三五分餘至初六晚脉神大

旺故停一伏時脉神又弱再加之以助脉神矣
八日晨　脉左三部和右寸和關數尺沈
○厚朴　栝蔞根　白芍藥　神麯　地骨皮　知母
天門冬各三分　黄芩四分　山查五分　穀芽二分　甘草半分
同晚　脉左關些數寸尺些數而和右關滑數而短寸
尺數中和
○前方　去蔞根穀芽　加青皮三分　胡黄連二分
九日晨　脉左三部緩小而和右寸小而和關些數更
有升動之氣尺和
○前方　減厚朴青皮各一分

同晩　脉左關數寸尺些數而和右三部平但關少數而弱俱得活動之體曰左三部沈中見數體而不見弦現而平沈則熱在內所以不徐利也按先治其數后補其弱謂實者先瀉之虛者后補之是此歟

○生地黃　龍膽草　枯黃芩　玄參各三分　柴胡　白芍藥各二分　黃連一分　山查五分　甘草半分　右水煎臨服調犀角末二分牛黃末二厘作三次溫服

十日晨　脉左三部和中有活動之氣兼弱右關些數而往來明白寸尺和而少數

○前方　去柴胡龍膽草牛黃　右補瀉兼行也
同晚　脉力少而弱宜大補陰血以燥自潤矣左三部
些數中似弱而少力右三部平和而些數
○當歸身三分　熟地黃五分　五味子五粒　枸杞子七分　溲人參三分
○乾山藥五分　山茱萸二分
十一日晨　脉六部沈而無力曰緩曰老人脉緩是病
之常但未能亟起矣
○前方　加地骨皮三分　金毛狗脊五分
後日脉左寸關和有圓活之意尺弱右寸平關些數無
力尺弱

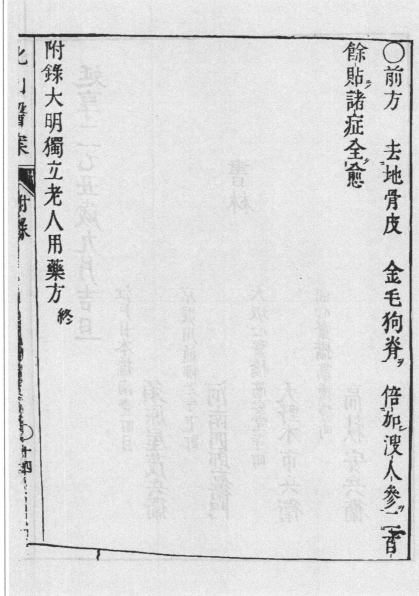

○前方　去地骨皮　金毛狗脊ヲ　倍加洩人參一齊

餘貼ヲ諸症全愈

附錄大明獨立老人用藥方終

延享二乙丑歲九月吉旦

書林

江戸日本橋南壹町目　須原屋茂兵衛

京堀川通佛光寺下ル町　河南四郎右衛門

大坂心齋橋筋安堂寺町　大野木市兵衛

同心齋橋筋博勞町　高萩安兵衛

醫案醫話類

醫案類語

〔日〕淇園　譯定　〔日〕吉岡元亮　〔日〕中川信

〔日〕厚木有則　纂輯　安永三年刻本

醫案類語叙

我醫之有案，猶獄之有案也。據經合律，公斷明決，而所以使其人無冤也。故醫而不能爲案，猶心知而口不言焉。治之當否，何以明之？由是觀之，案之於醫也。不亦關係之大乎。於是乎。淇園君親與夫二三醫子。爲之著述焉。其爲書也。上自經傳。下涉百家。引之證之。立門分類。類聚成語。國字譯之。編成命曰醫案類語。

蓋爲初學習業者撰也夫淇園君之爲儒授經解義日不暇給而銳意編述所著居多欲以利人不亦壯乎一日介石田生託序于余曰斯書將梓雖文場餘緒而事基于醫

吾子宿醫也願一言以弁之
余忸怩曰余方伎中人也惟
業是務文雅掃地久矣矧乎
淺識寡聞不能爲三都之玄
晏欲辭者數回又幡然改曰
言之不文吾猶人也余不下

手。或謂醫無人已。余髮種種。矣。爲蓋縮焉。顧初學作案者。得斯成語也。一枝取諸桂林。片玉取諸崑崙。左右取之。自逢其原。人人必無徒寃也。然則淇園君之續。豈唯夫二三子之爲永錫乎哉。
安永三年甲午秋八月穀旦
御醫法眼中山玄亨永貞
甫撰於玄玄堂時年七十
有八

醫案類語叙

余聞晋有一才人欲刋正周易及諸藥方先與祖納共論祖云辨釋經典縱有異同不足以傷風教至於湯藥小小不達便致夀夭所由則後人受弊不少何

可輕以裁斷、祖之此言、可謂仁
識哉、怪今之醫家、謾貶削古經、
徒効駁旧說、怠棄陰陽、威侮五
行、靦然舞其文、躍然以爲得、著
巧言無謷之書、眩惑凡俗、玩弄
庸學、竊顧其術、既無三折七年

之習業、又無四診九候之明徵、戾正餙陋、妄意穿鑿謾掞未達之藥、徒期僥倖之功、偶起一疾、則戴面自許、夫折言破律、行僞而堅、言非而辨、執左道以疑衆者、不免兩觀之誅也、若便呂政

當世必燒之坑之何可以醫卜
赦之手余居恒深慨歎焉是故
有人請序跋於方書固辭不肯
焉蓋恐助桀為虐也近日王舍
元韶者來謂余曰湛園先生所
撰醫案類語成矣今将鋟梓冀

先生敘之、因出其凡例而視之、余讀畢曰、於戲、此舉也、不翅医案之規模、殊為方書之南針、實非巧言無謷之比、其功可謂偉矣。淇園君雖非專門、而能為醫家勞其巨臂、苟執刀圭者、豈不

謝其勞乎哉因叙

安永三年甲午孟秋

上總權介和氣正路撰

醫案類語序

吾淇園先生之訓誨文辭率用譯語雖遇其難通曉者亦皆比類內外鈔契彼此以示之旨於是邃言旁會幽意曲暢雖乃童丱幼孺夙得達文義焉矣余嘗

一日侍先生言及醫事因遂請纂醫家必用之語旁加譯語以資蒙生先生諾既而余也業務旁午因循不果乜幾去歲東覲及今夏歸京候門下先生首示新著一卷且命序於余取而視

之乃余前日所請者令吉岡元亮輩纂輯題曰醫案類語余爽然不知所言徐審其撰門類備設部名卯分而上自素難下逮近時之書細摘纖收包羅罔遺寔饒饒然醫家之寶庫哉刻又

紗譯巧喻，用提導其文乎。此書一出，則萬邦業醫者，不啻免樸人之謗，修之博之，以得成濟世之業，則先生曲成之功，人孰謂不偉矣哉！人孰謂不偉矣哉！

安永三年甲午仲秋，平安橘陶

拜撰

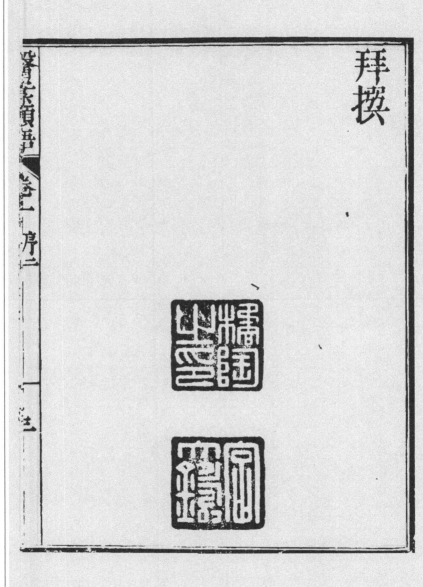

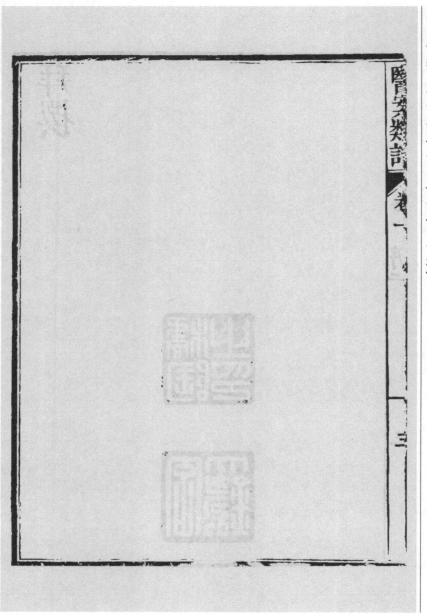

醫案類語凡例

一先是吾洪園先生嘗憫諸生學文辭之不夏也因命元亮輩先鈔纂諸家類語曰易不云方以類聚又云觀其所聚乎此其於學與文辭雖謂之為箕裘可也元亮輩所業多醫則其所先就者此冊子也既成乞之先生附以譯語以便蒙生觀覽顧以醫事言多瑣近蒙生尤易領會若能由此以例之彼即可以推及餘諸家矣則此亦未必非自邇之意云爾

一刀圭爲事言亦洪繁乃古今醫書汗牛不啻此一小冊曷能盡之此書所纂主意惟畧充門類以備取準是以設科取盈而已不隨書論代也其所次比乃又有似乎鄭雅錯陳者要以爲鎔化剪裁全存其人爾觀者幸勿誚掛漏而雜遝

一立門設部務多分目庶以便覓求雖然所鈔辭句有不得不連帶剩語者不則語意欠曉晰故姑併存之則其旨或有兼及餘部選因或止彼存此此尤難停當者如閲求者須遍披得之吉岡元亮識

醫案類語總目

醫案類語乾部

目次人品門

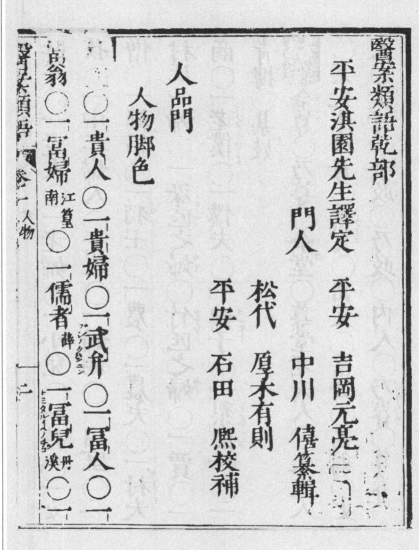

醫案類語乾部

平安淇園先生譯定　平安　吉岡元亮

門人　中川　僖纂輯

松代　厚木有則

平安　石田　熈校補

人品門

人物脚色

○一貴人○一貴婦○一武弁○一富人○一

富翁○一富婦江篁南○一儒者薛○一富兒丹溪○一

醫家類語　卷一　称呼

壯年○一老人○一老婦○一小兒○一孩○一女
孩○一中年婦人○一人○一婦溪丽○一內室○一
僧○一緇侶○一羽士○一農○一農夫○一村夫
村庄一婦○一染匠之婦○竹匠之婦○一賈○一
商○一老僕○一僕夫○一婢子○一梨園録秘○一
青樓○某妓
令尊○乃尊○令堂○尊堂老夫人○太夫人
○某先生庶母○岳丈○岳父○岳公○岳翁○丈
人○岳母○令政○乃政○內人○乃眷○尊眷○

某兒孺人○嫡郎○令郎○令子○長君○長公○次公○令兒○令弟○令媳○令弟媳某娘子○一小愛○三歲一愛○第三令子室○令愛○二令愛○令孫○令寵○尊寵○某宅之使○門下幹人○盛价○某公跟随○某公○某君○某先生○某師

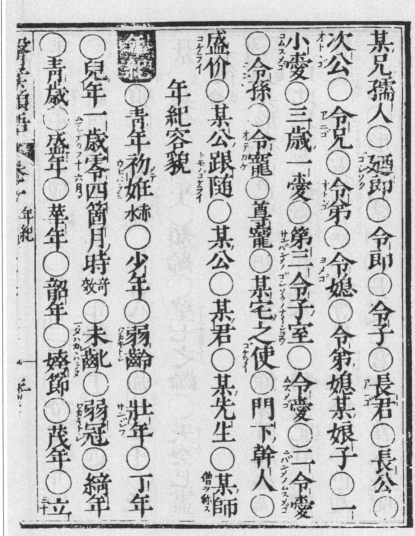

年紀容貌

○青年初姙水赤○少年○弱齡○壯年○丁年○見年一歲零四箇月時奇效○未齔○弱冠○綺年○青歲○盛年○華年○韶年○姣節○茂年○立三十

醫學類編 卷一 容皃　三

年○芳年○年僅三八○年甫三旬○令變及笄後
○年過四十○年可五旬○年將五十○年近半百
○耳順○年過古稀○年當八旬○强仕之年○晚
景○暮年○耄年○頹齡○望七之齡○天癸已盡
之後 喻氏
其形瘦而色紫黑 丹溪 ○年三十餘身材肥盛 虞
○曰此見形色嬌嫩外邪易入 汪 ○體甚肥胖○體
豐腴○體長露筋骨 丹溪 ○體豐厚善飲 赤水 ○形色瘦
白 汪石山 ○形肥色紫 同 ○長瘦色蒼 同 ○為人魁肥

類案○一婦形質瘦小面色近紫 汪 ○一侍女年十二歲容貌頗通新主嫌其脚大用脚布任意纏緊 正宗 ○面白體豐 喩氏 ○稟豐軀偉 同 ○年登古稀面貌若童子 同 ○老先生玉體清瘦 同 ○形近肥 汪 ○形色頗實 同 ○形瘦色悴 同 ○形色清癯 同

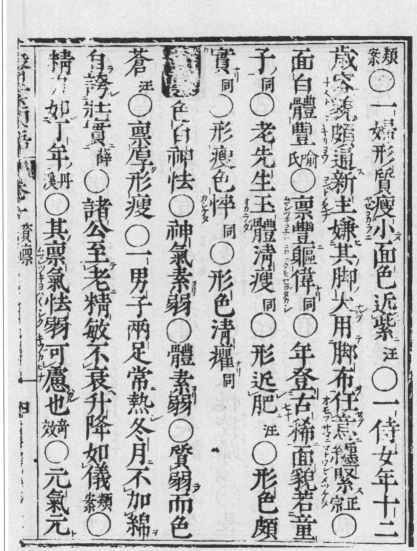

色白神怯○神氣素弱○體素弱○質弱而色蒼 汪 ○稟厚形瘦○一男子兩足常熱冬月不加綿自誇壯實 薛 ○諸公至老精敏不衰升降如儀 類案 ○精神如少年 丹溪 ○其稟氣怯弱可愈也 奇效 ○元氣元

醫案類語　卷一　資稟

弱○冬不衣綿作渴飲冷每自喜壯實（薛）○澄川先生素患鼻齇諸女惡之咸若肺氣不清鼻間窒塞（喻氏）○素恃強壯

性格

生性剛毅雖有吉慶事未嘗開口而笑（魏書）○平生志大心高（類纂）○性沈多憂（同）○一人性狡躁（同）○長厚君子也而存心博愛（赤水）○好笑無度（外臺）○暈眩而緊於財（赤水）○豪放不拘人言有晉人風酒後益恣（同）○夫人賢慧治家勤篤為人精潔周致以產多而氣血憊（同）○語言端謹○素性急暴

奉養 ○性躁味厚 丹溪 ○知其飫於醲肥者 丹溪格致 ○畏熱喜掀露風涼 類案 ○壯年客外不謹而生楊梅瘡 赤水 ○每縱膏粱 正宗 ○繼娶幼室乃嬌態人也自服補腎助陽之藥 同 ○平日持齋 喻氏 ○七旬御女不輟此先天元陽固密 同 ○邇來甘薄人安沈匿花柳者衆 秘録 ○一壯年奉養厚 丹溪

貴賤貧富

貴 ○曰公貴倨也者何堪此 赤水 ○醫療貴人時或不愈帝乃令貴人羸服變處一針即差 後漢書

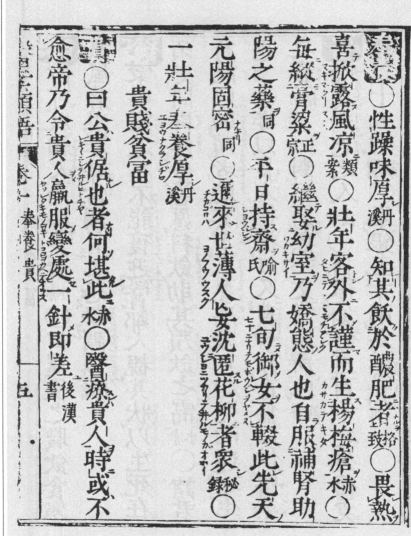

賤 何可以細人而勞長者 赤水 ○曰僕役之職飲食寒熱風暑濕寒尋常觸冒也恐難調攝 儒門

貧 家事窶之亦不能復迎醫鄰人覩其狀以生死在須臾間群然發善願科斂助其殯斂之需 赤水 ○諸君苟能以助殯者助其市人參廣幾可起死而還之生也 同 ○妾以良人抱疾日久典賣殆盡無以供醫藥之資 功過格 ○對曰窮無一文豈堪辦此 醫說

富 膏粱酒色之人 丹溪 ○因邀謝錢三百千之外復覓銀二十五兩 醫說 ○奉銀五十兩爲藥資 同

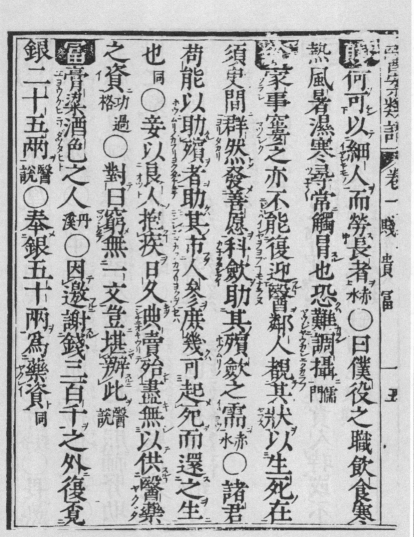

醫人稱謂

名手〇所詣亦精 赤水〇高醫 醫說〇良醫〇上工

上醫〇名工〇知人死生不啻扁鵲 赤水〇善工 醫說

國手〇醫道中白眉 赤水

俗醫〇凡醫 夷堅志〇拙工〇不韻者 救偏〇下工

中醫〇下醫〇盜醫 儒門〇黠醫 喻氏

國醫〇御醫〇草澤醫 類案〇里醫〇貨藥道人

專科〇同道中一友 救偏〇鄰醫 赤水〇外科醫 醫說〇

醫僧 同〇貨下胎藥爲生 同〇他醫 儒門〇啞科〇善

歲月日時　附

歲　數訓喻氏○内醫正宗

○一稔○周歲○期年○期月○終期○旬歲○

明歲○比歲○連年○洊歲○頻年○積歲○再祺

明年○他年○往歲○邇時○去時月令廣義

日　○浹旬○浹日○浹辰○周辰○周日○周旬○

涉月○越月○彌月○累月○朞月○滿月○匝月

○經月○逾月○凡幾月○後月○前月○旬月○

逐月○時值二月末旬○春初○治巳三月○八九

月間○時當三伏内外之火夾攻赤水○產未彌月
閲日○連日○累日○彌旬○浹宿○兼辰○翊
旦○翌日○次日○嗣日○昱日○旦日○平時汛
期一月僅二日今四日猶且未止赤水○屍寢者巳浹
旬同○日甚一日○瘥第四朝救偏○次早
匝○竟日○終日○彌日○晬時○一伏時○平旦
昧旦○昧早○黑早○晌午○亭午○日晡潮熱○
十六日中午奇效○晡時○旁晚○日間○晚間○夜
間○下午至夜尤甚○亍至日巳晡矣赤水○夜分○

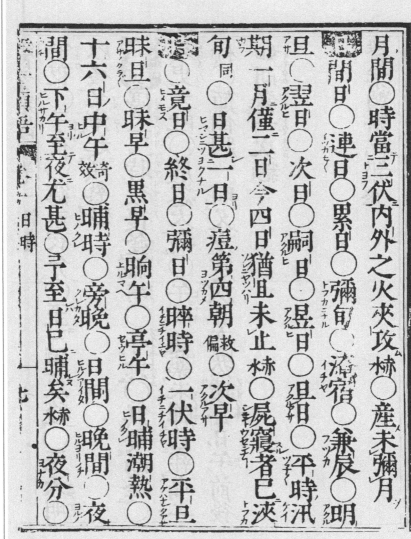

午夜○子夜○寢至夜分○至三更以後○至天明以後又漸起煩熱奇效停一三時後復發熱奇效○尋愈○無幾而瘥○須臾大吐○腹忽大痛○午牌進藥未牌已報痛止赤水○顛倒將一時久方定次日亦然續每日午前後如期發一次類案

醫案類語乾部終

醫案類語灸部

平安淇園先生譔定　平安　吉岡元亮

門人　中川　僖纂輯

松代　厚木有則

平安　豐岡世備校補

病原門

内傷起症

七情○其人平生志大心高所謀不遂抑鬱積久致内傷也類案○因大不如意事遂致膈滿不食丹溪○行

舟遇風濤驚恐類案○因抑鬱成病氣滯痰凝脇有積塊奇效○因鬱怒勞倦忽吐紅數口同○因難產傷力繼以生女拂意後又女死悲戚即時暈厥赤水○一婦因夫荒於酒色不事生產多憂多鬱同○因怒耳鳴吐痰薛己○過思鬱結因得消中之患吳茭山○年四旬居憂怫鬱致胷脇凝聚汪石山

勞役

○以積學勞心遂成顛狂赤水○以作文過勞痰火上逆大吐痰沫因而嘔血同○應酬賀者過勞過飲同○勞心過度神眩目昏心虛氣短薛己

醫案類語究部

目次病原門

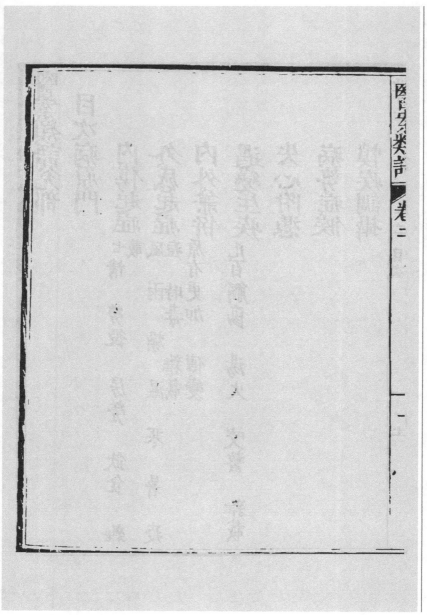

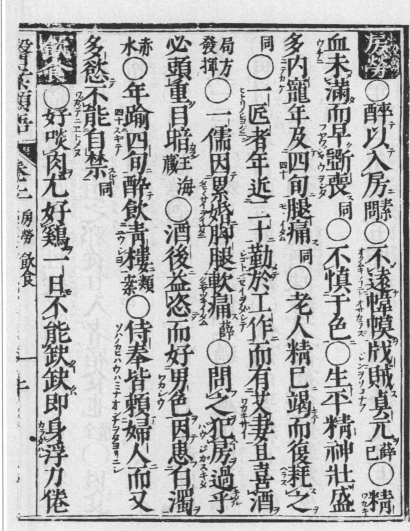

房勞

○醉以入房素問○不遠幃幙戕賊真元辭已○精血未滿而早斲喪同○不慎于色○生平精神壯盛多內寵年及四旬腿痛同○老人精已竭而復耗之同○一匠者年近二十勤於工作而有女妻且喜酒局方發揮○一儒因累婚脚腿軟痛薛○問之犯房過乎必頭重目瞎王海藏○酒後益恣而好男色因患白濁赤水○年踰四旬醉飲青樓類案○侍奉皆賴婦人而又多慾不能自禁同

飲食

○好啖肉尤好雞一日不能缺缺即身浮力倦

赤水○體豐腴嗜炮炙任性縱恣　同○飲食傷脾宿穀不化　三因方○槃飪之邪從口入者宿食也　金匱○因食新筍羹嚥納間忽爲一噎　王中陽○平生喜酒多飲不困　格致○因多飲燒酒咳嗽吐痰有血每日早起即吐痰血一二十口　奇效○道中渴飲水過多漸成臌滿　儒門○因併咳之自此苦腹痛　類案○飲酒中毒經日不醒　同○因杈秋粗佃人致酒味酸不欲飲勉飲數杯少頃腹痛　羅

雜載

年甫二旬產曾五胎　赤水○年四十餘歲因生產

過多咳嗽身熱日夜不止同

外感起症

風○夜卧當風○令人酷熱日取風涼夜多失盖案類

○常於炎暑時風快處披露肌膚以求爽爲風所賊

三日鼻塞門儒

雨○衣着單薄中途遇雨衣被盡濡案類○放樹久立

風雨濕地衣服盡濡冒寒熱交作遍身脹痛欲人擊

打同○因冒雨勞力又以冷水澡浴因而發熱口渴

燥　○至冬天寒居密室臥大熱炕而吐血數次類纂○

濕　○寢處津濕赤水○坐臥冷濕同○以隆暑時飲酒覺極熱於涼水池中漬足便其冷也爲濕所中儒門○以火烘濕鞋濕氣上襲致吐清水吞酸類纂○一衲子因陰雨臥濕地一半手足皆不隨若遇陰雨其病轉加儒門

寒　○雪中冒寒入浴重感風寒遂病不起儒門○冬身下身着單袴立溪邊督工受寒赤水○冬月產女其未産前一二日已冒感寒産後二三日內因洗手面又

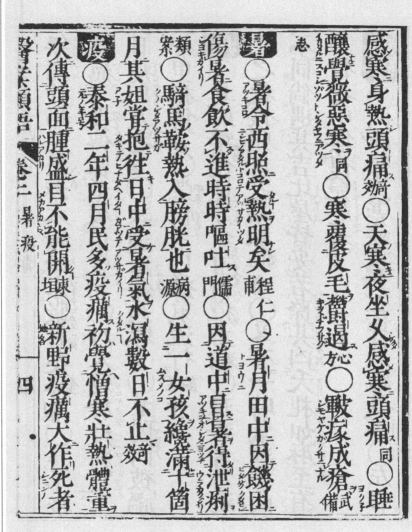

感寒身熱頭痛〔奇効〕○天寒夜坐久感寒頭痛〔同〕○睡醺覺微惡寒〔同〕○寒覆皮毛〔醫心方〕○戰寒成瘡〔武備志〕

暑

○暑令西照受熱明矣〔程仁甫〕○暑月田中因饑困傷暑食飲不進時時嘔吐〔儒門〕○因道中冒暑得泄痢〔類案〕○騎馬鞍熱入膀胱也〔病源〕○生一女孩纔滿十箇月其姐常抱往日中受暑氣水瀉數日不止〔奇効〕

疫

○泰和二年四月民多疫癘初覺憎寒壯熱體重次傳頭面腫盛目不能開〔東垣〕○新野疫癘大作死者

醫案類語　巻二　暑　疫　四

無歷日鄰人樊滋（人名）夫婦卧床數日矣（醒夢錄）○其年疫

甚癘人畏傳染至慶弔慶（薛）○乃夫殁於疫新喪甫七

日殁即及之（同）○遠邇染延甚夥（同）○至閭門被禍

鄰里相傳疫（明末ノ年号）○崇禎辛巳疫氣流行（溫疫論）

痘

○其時寧化（地名）地方多有出痘者（錡效）○痘疹者乃造

化之殺機兒童之劫數（五雜俎）○又有一時氣運吉凶

不同倘遇其吉比屋皆安若際其凶夭札如麻至有

一村之中無復兒聲者（同）

時毒

○已而郭氏妻孥感其毒皆患惡瘡（薛）○左右

看病之人日日用嚊樂嚏之必不傳染（蘭室）○饑年時流行傳染者忌用攻發（正宗）

雜載

○一詞客染楊梅瘡傳于内室多方調治僅愈（秘録）○古人少有此疾自永嘉南渡衣纓士人多有遭者（千金）○俗名發沙之症江南舊無今隨地有之（類案）○入京不伏水土（儒門）○葡萄瘡其患多生小兒（正宗）○有人多得勞疾相因染死者數人（醫說）○既死之後又復傳疰他人（同）○青樓毒（秘録）○風流瘡（今古奇觀）

内外兼併

○夜御内詰且煎寒腹痛 纂類 ○男子壯年寒月入水網魚饑遇涼粥食之腹大痛 同 ○盛夏北上途中酷暑鞭馬之勞飲燒酒食葱蒜抵熱患痧如茘枝大 同 ○因房室又往來渉寒水且冒細雨又忍饑歸繼以飽食酒食而病 丹溪 ○三月間房事後乗馬過深淵沈没幸馬健無事連濕衣行十五里抵家次日憎寒壯熱 嚴 ○客歸跋渉勞倦兼受熱飲涼水患瘧 纂類 ○年三十強壯有妻妾偶有房勞而感寒 奇效 ○年近三十新娶未久感寒 同

原有兼加

○素有痰涎胸腹痞脹赤水○向爲癲癇所苦而妨生育同○得風雪便作癎○毎至節氣便作同○遇寒冷便作同○有酒積常患胃脘疼近又腰眼足跟肢節皆痛赤水○脾泄十五年不愈近加吐紅同○患有年所矣同○原有酒積且頻傷於怒致右脇之火衝上作疼同○三五日一發或勞心或勞力或久立坐亦發同○病積喘不能臥時値暑雨加之自利完穀日晡潮熱夜有盗汗類案○年踰六旬宿有脾胃虚寒之症同○既服渇甚舊有目疾兼作滑伯仁

【傳經】○傷寒傳經（素問）○傳經盡○過經○再傳○病寒疾十七日變滯下二晝夜百餘度（徐可豫）○一男子牙根腫痛次傳腮項（正宗）

遇變生疾

【遇變】○夜值盜劫人燒舍驚墮牀下自後每聞有響則驚倒不知人（儒門）○爲盜劫其貨心動遂躁熱而渴（羅）○遇盜躍入中流幾死浮水至岸衣盡濡赤身奔馳風露侵襲（類案）○家遭兵革心氣不足又爲寇賊所驚得臟腑不調（儒門）○早起行路忽見邪火二團滾滾

而來大驚駭 赤水

觸傷

○一男子落馬發狂起則目瞪狂言 儒門 ○墮馬折足 醫說 ○因習驍騎墜馬右脛折爲三困頓將絶 同 ○一男子被杖瘡痛焮發 儒門 ○被打損血悶搶心氣絶不能言 外臺 ○墮車落馬及車碾木打已死者 千金 ○墮車馬間馬鞍及諸物隱體肉斷 同 ○從高跌死 武備 ○從高墜下 和劑 ○有匠人造屋失足墜地 類纂 ○爲木石所迮 千金 ○重物厭迮 和劑 ○壓傷 武備 ○筋斷脉絶 同 ○捕海寇被提刀所傷血出不止筋如斷骨如

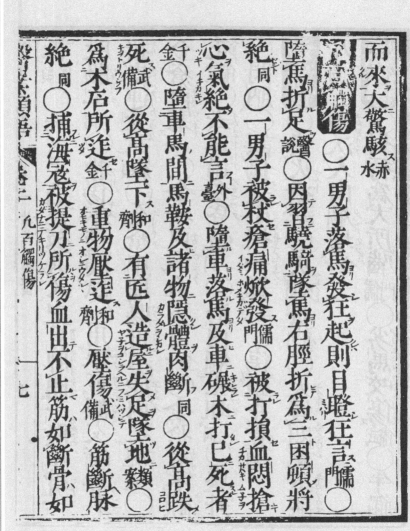

折類案 ○一少年遇盜被其叉中肩脾間一股中臂一股脇上 同 ○殺傷不透膜 武備 ○用銀剪誤夾斷無名指皮連骨折 類案 ○金瘡中腹腸出不能內之 鬼遺方 ○金瘡內塞 同 ○金瘡內漏血不出 千金 ○金瘡着水翻花 武備 ○去血過多昏暈 同 ○瘡內爛生蛆 同 ○墜井 ○閃肭 ○誤傷去小指一節 心法 ○傷頭并臂 同

湯火傷

○患火瘡 心法 ○火爛瘡 外臺 ○火燒悶絕不識人 同 ○湯沃人肉爛壞 千金

[illegible]

○村行為犬所嚙 儒門 ○劣馬咬傷 武備 ○牛觸

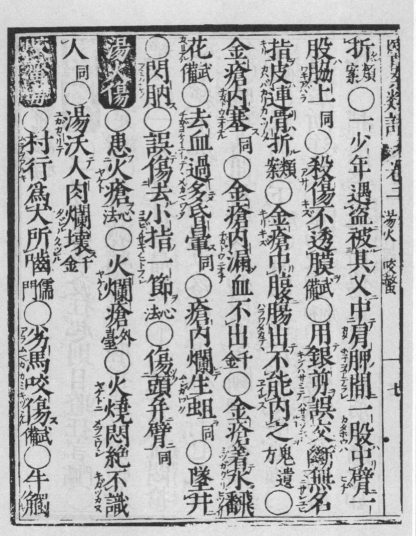

腸出和劑○犬發狂疾瘋躁齧人聖濟○蝎螫手疼痛徹心頭刻焮痛至腋寒熱拘急頭痛惡心心法○一獵戶腿被狼咬痛甚同○被門犬傷腿頃間焮痛至股同○爲蜂所螫聖濟○鼠咬傷同○蜘蛛咬同○虵螫○蜈蚣咬○蠷咬人附後○螻蛄咬人同○蠷螋尿人同

○生漆惹人成毒千金○漆毒人染之則成紅斑瘡黵目則失明醫統○中附子毒頭腫如斗同○狼煙入口同○虵入口或入七竅同○誤吞水蛭同○誤飲虵交水毒同○瘀血青黯已移在臂臼之上本事○

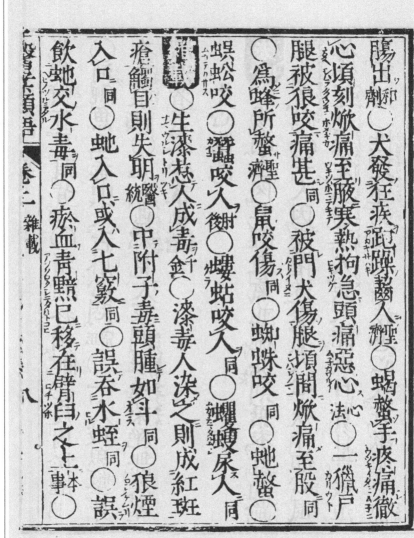

其腫癲直至肩背 同 ○瘨癱疼痛 備武 ○皮肉瘀腫 同 ○河魨魚血毒中人舌痲心悶 宗正 ○一人被鬼擊身有青痕纇類 ○凡入蠱鄉見人家門限屋梁絕無灰塵潔淨者其家必蓄蠱 醫統

失心附憑

失心 ○陽明主肉其經血氣並盛甚則棄衣升高踰垣妄言詈罵 ○一人因恐懼遂驚氣入心疾作如心風屢作遂逐奔走不避水火與人語則自賢自貴或泣或笑 呂 ○性理遂錯亂 ○一妓患心疾狂歌痛哭裸

程妄學問之則瞪視默默倪○狂惑晝夜言語相續不絕舉家圍繞捉拿不定王中陽○瞪目大詬且毆人不可近蔣○或發狂欲走常用二人按之在床奇效○病發狂譫語視人皆爲鬼滑○狂厥經年事○爲人所折辱遂病心恙或持刀或踰垣披頭大叫汪○狂病倍發撫膺號哭曰吾熱奈何急呼救命同○滿意飲之狂勢減半同○其狀不欲見人如對晤時獨言笑或時悲哭沙篆○一婦人身顫振口妄言狼方

附憑

○世有附語者多婢妾賤人否則衰病不久當

死者也其聲音舉止皆類死者又能知人密事然皆
非也仇池筆記◯曰吾兒爲鬼魅所憑◯因入神廟爲邪
所憑致精氣蕩越類纂◯曰此女每晚聽去口流白沫
戰慄而絶以薑湯灌至良久方穌挑燈待寢防之亦
不能止喩氏◯有一婦人投狀述患人有祟所附本事
病勢症候
病候
◯標疽始發未曾治鬼遺◯一向苦痔疾發歇未
定赤水◯調理三日症已守定畧無進退同◯彼所服
過人參一十三斤薛己◯猶之弗藥救偏◯曷況依然同

○漸入佳境藥餌遂懈同○漸就沈滯醫說○百藥俱嘗止而復作循十五年不愈類案○兩手停匀已蹈險處同○食減形羸已在牀枕儒門○交睫卧床褥奄奄一息耳赤水○惟俟一死儒門○困篤綿綿同○法在不治赤水○沈沈默默不的知其所苦而無處不惡積月累年漸就委頓醫說

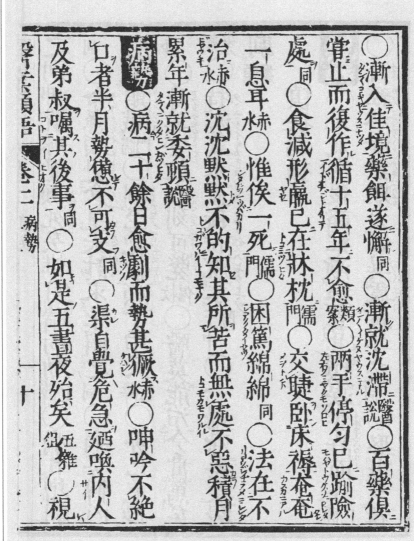

病勢

○病一二十餘日愈劇而勢甚瀕赤水○呻吟不絶卧者半月勢憊不可支同○渠自覺危急遽喚内人及弟叔囑其後事同○如是五晝夜殆矣五雜俎○視

之則神脫脈絕瀕死矣惟目睛尚動薛己○病日增劇同○命懸須臾倉皇失措求予解之同○病勢轉凶將至顛蹶儒門○馴至絕穀瀕于殆矣薛己○勢已危極矣○身無安放立刻可斃救偏○醫莫能治今再篤矣類案○特遊氣未盡擬待就木王中陽○一婦染瘵疾駸劇類案

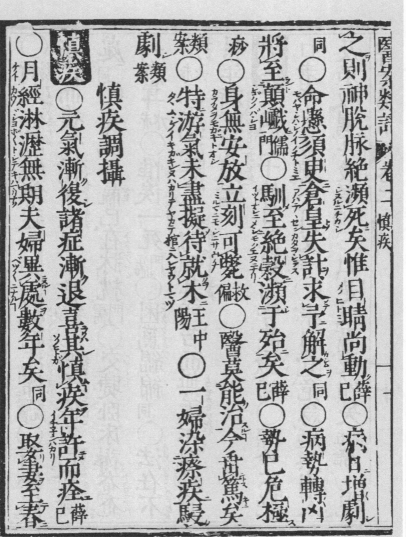

慎疾

○元氣漸復諸症漸退喜其慎疾年許已而痊薛己

慎疾調攝

○月經淋瀝無期夫婦異處數年矣同○娶妻至春

其症復作父母憂之俾其獨寢雖其年少謹疾亦服地黃數斤煎藥三百餘劑而愈（同）○須遠色食淡調理浹月（格致）○公以病後能戒色斷酒自知培養故藥功獲奏（赤水）

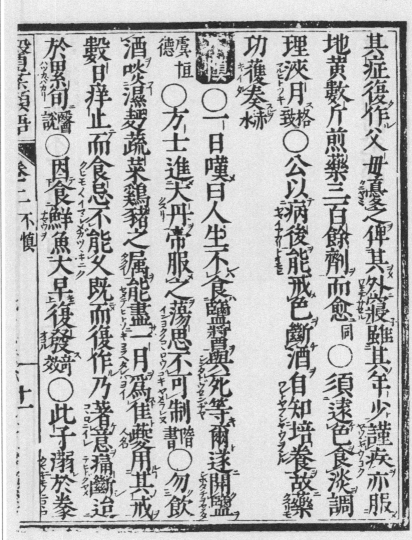

【慎】○一日嘆曰人生不食鹽將與死等爾遂開鹽

虞恒德 ○方士進大丹常服之蕩思不可制（嗜書）○勿飲酒啖濕麪蔬菜鷄豬之屬能盡一月為佳藥用其戒數日痒止而食息不能久既而復作乃著意痛斷迨於累旬（醫說）○因食鮮魚太早復發（奇效）○此子溺於豢

養縱口腹不守戒忌病多反復赤水

醫案類語究部 終

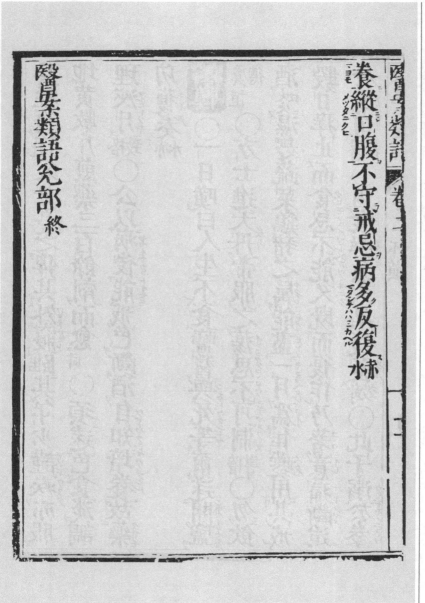

醫案醫話類

格致餘論疏鈔（一）

卷一—三

〔日〕廣田玄伯　編集

格致餘論疏鈔 一

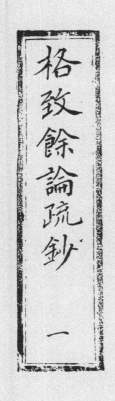

格致餘論疏鈔引

夫醫者意也治病爲事豈專勤著書哉余嘗聞居之暇集録於格致餘論疏鈔八卷可謂大倉之一粟九牛之一毛也非敢鏤諸梓唯欲便忻

童蒙焉而已一日有客談及于此客曰夫格致餘論者其詞幽微而其心親切也殆有似軒岐之舊文乎然今無鈔録之全者而專門之初學旦暮憾焉何急不授于

書林哉余雖恤於人言
不得已以鏤諸梓焉嚮
所謂彼一粟毛者不在
茲哉庶幾爲同志之一
助云爾
旹
延寶七暦歲次巳未孟

夏既望一松軒玄伯書
于京師寓居

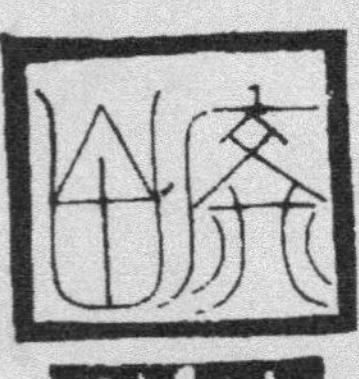

格致餘論疏鈔目録

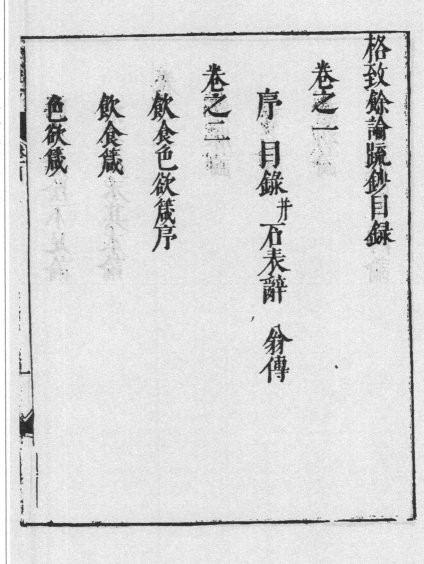

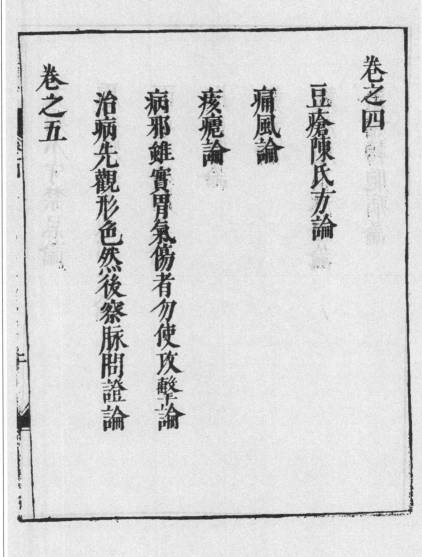

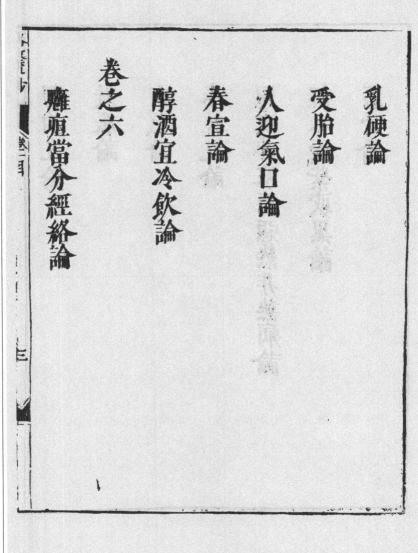

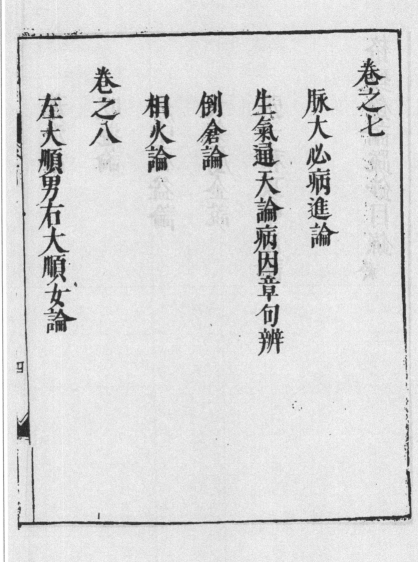

格致餘論疏鈔目錄終

格致餘論疏鈔卷之一

男山八幡後學　廣田玄伯　編集

格致餘論序

格致　大學經一章云欲誠其意者先致其知致知在格物註云致推極也知猶識也推極吾之知識欲其所知無不盡也格至也物猶事也窮至事物之理欲其極處無不致也○今此書曰格致者以此二句下略而爲題号旨趣見于序文之末

餘論　文選東京賦云得聞先生之餘論又子虛賦云願聞大國之風烈先生之餘論

序　左傳正義

云序與叙音義同爾雅云叙緒也然則舉其綱要若繭之抽緒○史記集解序正義云序緒也孫炎云謂端緒也孔子作易序卦子夏作詩序其來尚矣○書五字之歌篇蔡沈註云史臣以其作歌之意序於五章之首後世序詩者每篇皆有小序以言作詩之義其原蓋出諸此

素問載道書也

素問

素問次註序云班固漢書藝文志曰黄帝內經十八卷素問即其經之九卷也新校正云按王氏不解所以名素問之義及素問之名起於何代按隋書經籍志始有素問之名甲乙經序晋皇甫謐之文已云素問

論病精辨王叔和西晉人撰脉經云出素問鍼經漢張仲景撰傷寒卒病論集云撰用素問是則素問之名著於隋志上見於漢代也自仲景已前無文可見莫得而知據今世所存之書則素問之名起漢世也所以名素問之義全元起有說云素者本也問者黃帝問岐伯也方陳性情之源五行之本故曰素問元起雖有此解義未甚明按乾鑿度云夫有形者生於無形故有太易有太初有太始有太素太易者未見氣也太初者氣之始也太始者形之始也太素者質之始也氣形質具而痾瘵由是萠生故黃帝問此太素質之始也素問之名義或由此○素問註證云素問者黃帝與岐伯鬼臾區伯高少師少俞雷公六

臣平素問卷之書○文獻通考二百二十二經籍考晁氏云昔人謂素問者以素書黃帝之問猶言素書也

載道

鄱陽許尹山谷序云六經所以載道而之後世○孟子告子下云夫道若大路然○中庸云道也者不可須臾離也可離非道也○性理字義云道猶路也當初命此字是從路上起意人所通行方謂之路一人獨行不得謂之路道之大綱只是日用間人倫事物所當行之理衆人所共由底方謂之道○素問上古天真論註證云道大道也天地萬物之所同具也以此道而修之身則謂之修養之道

書

史記索隱云書者五經六籍總名也○釋名云書庶也紀庶物也亦言著之簡紙永不滅也○文

體明辨云夫書者舒也舒布其言而陳之簡牘也

詞簡而義深去古漸遠衍文錯簡仍或有之

詞簡 釋名云詞嗣也令撰善言相續嗣也○以書經大禹謨臯陶曰帝德罔愆臨下以簡　註簡者不煩之謂

義深 性理字義云義就心上論則是心之裁制決斷處宜字乃裁斷後事裁斷當理然後得宜

衍文 按衍者與羨同猶言餘文○大學第五章註程子曰衍文也大全云衍面反亦作羨○孟子藤文公下云以羨補不足　註羨餘也

錯簡 錯者亂也○釋名云簡間也編之篇篇有間也○素問次註自序云而世本紕繆篇

目重疊前後不倫文義懸隔施行不易披會亦難歲月既淹襲以成弊或一篇重出而別立二名或兩論併合而都爲一目或問荅未已別樹篇題或脫簡不書而云世闕重合經而冠鍼服併方宜而爲欬篇隔虛實而爲逆從合經絡而爲論要節皮部爲經絡退至道以先鍼諸如此流不可勝數○上古天真論云被服章　新校正云詳被服章三字疑衍上下文不屬之類○六節藏象論云不分邪僻內生工不能禁　次註云此上十字文義不倫應古文錯簡次後五治下乃其義也今朱書之之類○生氣通天論病因章句辨云云

仍或

助語辭云有帶疑辭者有帶未定之意有不指名其人指名其事但以或字代

之者有未有此事預度其事物設若如此者
有言其事之多端連稱幾或字以指陳之者

故非吾儒不能讀學者以易心求之宜其茫若望洋淡如嚼蠟

吾儒 吾與我同○論語述而篇云竊比於我老彭註云我親之之辭○禮記儒行正義云儒之言優也柔也能安人能服人又儒者濡也以先王之道能濡其身此於別錄屬通論

學者 李九我家傳訓蒙題式云如言仁者智者勇者賢者及知之者好之者樂之者皆指人言也如謹者行之有常信者言之有實敬者主一無適之謂則者字指字義

上問下荅之詞也他若臣之所以事君者民之所以望我者此者文當作的字看之

茫 韻會小補云謨郎切茫茫廣大貌

望洋 莊子秋水篇云於是焉河伯始旋其面目望洋向若口義云洋海中也○古文後集憎蒼蠅賦云眊兩目其茫洋○按茫洋者前後不覺之義

淡如嚼蠟 楞嚴經卷八云味如嚼蠟註味甚薄也○老子經三十五章云夫道之出口其淡兮無味

遂直以爲古書不宜於今厭而棄之相牽以爲局方之學間有讀者又以濟其方技漫不之省

醫道隱晦職此之由可嘆也

局方

文獻通考二百二十三晁子曰大觀中
詔遍醫刊正藥局方書不閱歲書成○
古今醫統書目錄云和劑局方十卷元豐中
詔天下高醫各以得效秘方奏進下太醫院
驗試刊行世○太平惠民和劑局方表云昔
神農嘗百藥之味以救萬民之疾周官設疾
醫之政以掌萬民之病著在簡編為萬世法
我宋勃興神聖相授咸以至仁厚德涵養生
類且謂札瘥薦臻四時代有救恤之術莫先
方書故自開寶以來蚤勅近臣讎校本草厥
後纂次神醫普救刊行太平聖惠重定鍼艾
俞穴校正千金外臺又作慶歷善救簡要濟

參等方以惠天下或範金揭石或鏤板聯編是雖神農之用心成周之致治無以過也天錫神考睿聖兼統其好生之德不特見於方論而已又設太醫局熟藥所於京師其恤民瘼可謂勤矣主上天縱深仁孝述前烈爰自崇寧增置七局揭以和劑惠民之名俾夫修製給賣各有所司又設收買藥材所以革僞濫之弊比詔會府咸置藥局所以推廣祖考之德澤可謂曲盡然自創局以來所用之方或取於鬻藥之家或得於陳獻之士未經參訂不無舛訛雖嘗鏤板頒行未免傳疑兼誤故有藥味脫漏銖兩過差製作多不依經祖襲間有僞妄至於貼勝謬戾尤多殆不可以一二舉也頃因條具上達朝廷繼而被命遴

選遍醫俾之刊正於是請書監之秘文採名賢之別錄公私衆本搜獵靡遺事關所從無不研核或端本以正末或泝流以尋源訂其訛謬析其淆亂遺佚者補之重複者削之殊閱歲而書成校正凡柒佰捌處增損總柒拾壹方作看詳壹拾參冊淨方五卷計貳佰玖拾柒道分貳拾壹門繕寫甫畢謹獻于朝將見合和者得十全之効飮餌者無纖芥之疑須此成書惠及品宇遂使熈豐惠民之美意崇觀述事之謀規本末巨細無不畢陳納於斯民壽康召和氣於穹壤億萬斯年傳之無極豈不韙歟　陳承　裴宗元　陳師文

謹上〇續醫說云或問和劑局方丹溪發揮辨之詳矣戴原禮乃丹溪高弟今觀其所著

證治要訣方論皆祖局方何也余曰局方亦何負於人哉前後活人不知其幾卅漢但辨其用藥者誤耳非方之罪也

學　論語學而之篇註云學之爲言效也大全吳氏程云古學字即今效字學記效學同丁字朱子云夫學也者以字義言之則己之未知未能而效夫知之能之之謂也以事理言之則凡未至未至者皆謂之學○禮記學記註石梁王氏云六經言學字莫先於說命

問　太學序問亦竊云云　大全張氏師曾云問中間之間與補傳間嘗或問間獨不

方技　前漢書藝文志云方技生生之具王宮之一守也○林億云班固序藝文志稱儒者助人君順陰陽明教化此類○此間字亦中間之間也

亦通天地人之理也又云方技者論病以及國原診以知政非能通三才之奧安能及國之政哉○丹溪之所謂方技膠柱藥韻會方技術者也是專指局方之學者

漫 云太水

省 韻會云漢書云舊名禁中避元后諱改曰省名省中顏師古云省察也言入此中者皆當察視不可妄也

職此之由 左傳襄公十四年云今諸侯之事我寡君不如昔者蓋言語漏洩則職女之由 註職主也○文選卷之四十二云疆場侵駭職是之由

二段

震亨三十歲時因母之患脾疼衆工束手由是有志於醫

震昌 昌字當作亨梓行之誤也○ **脾疼** 正傳胃脘

韻會云亨虛庚切本作亯

痛門云內經曰木鬱之發民病胃脘當心而痛上支兩脇痛膈噎不通食飲不下蓋木氣被鬱發則太過故民病有土敗木賊之候也夫胃爲脾之府陽先於陰故藏未病而府先病也甚而至於腸下如刀劉之痛者已連及於藏矣古方名爲脾痛者是也

衆工 靈樞邪氣藏府病形篇云問其病知其處命曰工○又六節藏象論類註云工者精良之稱故本經屢及此字誠重之也非後世工技之工之謂○此言衆工者所謂工技之工也

束手 後漢書光武帝本紀上朕奮兵討擊應時崩解十餘萬衆束手降服 **有志**

於醫 讀醫說序云昔之名醫君甄權許智藏李之明朱彥脩咸以毋病貲醫研精覃思遂究奧妙蓋君子之存心無所不用其至也○類經圖翼序云昔人云醫者意也意思精詳則得之余曰醫者理也理透心明斯至矣夫扁鵲之目洞垣者亦窺竅於理耳故欲希扁鵲之神必須明理欲明於理必須求經經理明而後傳採名家廣資意見其有不通

神人聖者未之有也

遂取素問讀之三年似有所得又二年毋氏之疾以藥而安

毋氏 詩國風毋氏劬勞○左傳隱公三年四月辛卯君氏卒正義云君氏者隱公之毋聲子也謂之君氏者言是君之毋氏也毋之與子氏族必異故經典通呼毋舅爲毋氏

因追念先子之內傷伯考之瞀悶叔考之鼻衄幼弟之腿㾫室人之積痰一皆歿於藥之悞也心膽摧裂痛不可退

追念 禮記祭統篇云昔者周公旦有勲勞於天下周公既沒成王康王追念周公之所以勲勞者欲尊魯

先子 孟子公孫丑上云或問乎曾西曰吾子與子路孰賢曾西

贊然曰吾先子之所畏 註云曾西曾子之孫先子曾子也

内傷 脾胃論云内傷飲食勞役不足病○又七情所感縱喜傷心怒傷肝之類亦是也

伯考 釋名云父之兄曰伯父伯父之弟曰仲父仲父弟曰叔父○爾雅云父爲考

瞀悶 素問六元正紀大論火鬱之發云云甚則瞀悶○明理論云瞀音務悶也○又氣交變大論歳金不及云云民病肩背瞀重 次註云瞀謂悶也瞀音冒

鼻衄 素問金匱真言論次註云謂鼻中血出○醫説卷之四云饒州市民李七常苦鼻衄垂至危困醫授以方取蘿蔔自然汁和無灰酒飲之則止醫云血隨氣運轉氣有滞逆所以妄行蘿蔔最下氣而酒導之是以

若服效經五日復如前僅存喘息而張思順以明州刋王氏單方刺人中自置新瓦上火逼乾以溫湯調服即時血止至今十年不作張監閏之江口鎮適延陵鎮官會棠入府府委至務同視海船會若白茸毛背子盛服濟潔正談對之次血忽出如傾變所服爲紅色駭曰素有此疾特不過點滴耳今猛烈可畏覺頭空空然殆有性命之慮張曰君勿憂我當漸治一藥移時而就持與之血亦止不復作人中白者旋盆內積滓垢是也蓋秋石之類特不多用火力治藥時勿使其人知恐其以穢濁不肯服此方可謂神矣

腿痛

龍龕云吐猥切股也

室人

禮記曲禮云三十曰壯有室註云有室有妻也○韻會云

夫以婦爲至

積痰 素問六元正紀大論云太陰所至爲積飲○此積痰者經所謂與積飲同痰字始出于仲景之書也

殁 王篇云殁莫骨切死也盡也今作沒

心膽摧裂 謂斷腸之類悲哀之甚也

不可退 一本作追字莊子人間世來世不可待往世不可追也

然猶慮學之未明至四十歲復取而讀之顧以質鈍遂朝夕鑽研䟽其所可疑通其所可通

顧 前漢書王陵傳云顧君子我何如耳師古云顧念也

質鈍 大學序云其氣質稟

蒙引云氣質者理之所合而質者文氣之所凝也○前漢書翟方進傳云遲頓不及事師古云頓讀曰鈍○廣韻云不利也 **鑽研** 史記索隱序云顓事鑽研而家傳是書○禮記內則云相梨曰攢之註云攢之者鑽治其蟲處也此皆治擇之名○韻會云遍作攢○同云研磨也 **鈌其所可疑** 論語爲政篇云子曰多聞闕疑慎言其餘則寡尤多見闕殆慎行其餘則寡悔註云多見聞者學之博闕疑殆者擇之精

又四年而得羅太無諱知悌者爲之師因見河間戴人東垣海藏諸書始悟濕熱相火爲病甚

多

羅太無　古今醫統云、羅知悌字子敬、世稱太無先生、精于醫術、得金劉完素之傳、旁通張從正李杲二家之書、有異見、惟好靜、僻厭與人接、惟丹溪爲得意弟子、遂盡教以其所學云

諱　韻會云、許貴切、生曰名、死曰諱○事物紀原卷之二云、周禮小史之職有事詔王之諱、注云、先王之名、禮卒哭以木鐸徇於路、捨故而諱新、注、故高祖之諱、新新死者之諱、春秋左氏傳曰、周人以諱事神、名終將諱之、則是諱名自周人始也、禮祭義云、文王稱諱如見親

師　古文後集師說云、古之學者必有師、師者所以傳道受業解惑也

河間 金史一百三十一方伎傳云劉完素字守真河間人嘗遇異人陳先生以酒飲守真大醉及寤洞達醫術若有授之者乃撰運氣要旨論精要宣明論慮庸醫或出妄說又著素問玄機原病式特舉二百八十八字註二萬餘言然好用涼劑以降心火益腎水爲主自號通元處士

戴人 淵海云張從政字子和齋戴人雎州考城人精於醫貫穿難素之學其法宗劉守真用藥多寒涼然起疾救死多取效古醫書有汗下吐法亦有不當汗者汗之則死不當下者下之則死不當吐者吐之則死各有經絡脈理世傳黃帝岐伯所爲書也從政用之最精號張子和汗下吐法妄庸淺術習其方劑不知察脈原病往

往殺人此庸醫所以失其傳之過也其所著有六門三法之目存於世云大定明昌間以醫聞世南渡以來興定中召補太醫著儒門事親書

東垣 入門云李杲字明之號東垣元之鎮人也幼好學博經史尤樂醫藥捐千金從張元素盡傳其業家富自重人不敢以醫名之大夫士或病其資性高謇少所降屈非危急之疾不敢謁云云當時稱爲神醫東垣十書多其著述

海藏 入門云王好古字進之號海藏元古趙人任趙州教授兼提舉官內醫學性識明敏博通經史篤好醫方師事李東垣盡得所學遂爲明醫著有醫壘元戎醫家大法仲景詳辨活人節要歌括湯液本草此事難知班疹論光明論標本論

小兒局書傷寒辨惑論
守真論十二經絡藥圖
文知醫之爲書非素問無以立論非本草無以立方有方無論無以識病有論無方何以模倣

立論　文體明辨云按字書云論者議也劉勰云論者倫也彌綸群言而研精一理者也論之立名始於論語○事物紀原卷之四云文心曰昔仲尼微言門人追記目爲論語蓋群論立名始於茲矣莊周之書有嘗試論之荀卿有正論賈誼有過秦論論以荀賈爲始

本草　韓保昇曰按藥有玉石草木蟲獸而直云本草者爲諸藥中草類最多也○嘉

祐補注敘僂護傳稱護少誦醫經本草方術
數十萬言本草之名蓋見於此而英公李世
勣等注引班固敘黃帝內外經云本草石之
寒溫原疾病之深淺此乃論經方之語而無
本草之名惟梁七錄載神農本草三卷推以
爲始斯爲失矣或疑其間所載生出郡縣有
後漢地名者以爲似張仲景華佗輩所爲是
又不然也淮南子云神農嘗百草之滋味一
日而七十毒由是醫方興焉蓋上世未著文
字師學相傳謂之本草兩漢以來名醫益衆
張機華佗輩始因古學附以新說　明醫
通爲編述本草繇是見於經錄　立方雜著
云東垣丹溪治病多自製方蓋二公深明本
草藥性洞究內經處方要法○薛己補註云

愚按方倣也倣彼而準此也至於應用更貴權宜非曰確然不可移而嗁然不可動者也是以素問無方難經亦無方漢時纔有方蓋倣病因以立方也

模倣 模法也 倣效也

○希逸列子序雜出己意且模倣莊子以附益之

夫假說問答仲景之書也而詳於外感明著性味東垣之書也而詳於內傷醫之爲書至是始備醫之爲道至是始明由是不能不致疑於局方也

夫假

助語辭云夫字在句首者爲發語之端雖與蓋字頗相近但此夫字是爲指此事物而發語爲不同有在句中者如學夫詩之類與乎字似相近但夫字意婉而聲衍在句末者爲句絕之餘聲亦意婉而聲衍○假字廣韻且也

仲景

萬世統譜三十七云後漢張機長沙太守時大疫流行治法襍出著傷寒論金匱方行於世○傷寒卒病論集云余宗族素多向餘二百建安紀年以來猶未十稔其死亡者三分有二傷寒十居其七感往昔之淪喪傷橫夭之莫救乃勤求古訓博采衆方撰用素問九卷八十一難陰陽大論胎臚藥錄并平脉辨證爲傷寒雜病論合十六卷雖未能盡愈諸病庶可以見病知源

若能尋余所集思過半矣○局方發揮云云七
聖散治風濕流注活血應痛丸之治風濕客
腎經微汗以散風導水以行濕仲景法也觀
其用藥何者爲散風何者謂行濕吾不得而
知也三生飲之治外感風寒內傷喜怒或六
脉沉伏或指下浮盛及痰厥氣虛大有神効
治外感以發散仲景法也治內傷以補養東
垣法也誰能易之脉之沉伏浮盛其寒熱表
裏虛實之相遠若水火然似難同藥痰厥因
於寒或能成功血氣虛者何以收救已上諸
疑特擧其
顯者耳

五段
局方流行自宋迄今罔間南北翕然而成俗豈

無其故哉徐而思之濕熱相火自王太僕注文已成湮沒

自宋迄今　自大觀元丁亥年至于元至正十八戊戌年凡二百五十有三年也

翕然　古文後集集昌黎文序云時人始而驚中而笑且排先生益堅終而翕然隨以定〇字彙云起也盛也

成俗　禮記學記云君子如欲化民成俗其必由學乎〇史記禮書第一云子夏門人之高弟也猶云出見紛華盛麗而說入聞夫子之道而樂二者心戰未能自決而況中庸以下漸漬於失教被服於成俗乎〇風俗通序云上行下傚謂之風

謂之俗養心安定

王太僕

源流云按唐人物志冰仕唐爲太僕令年八十餘號啓玄子篤好醫書精通素難云云冰乃精勤博訪詢謀得失得先師張公秘本一以參詳因而撰註用傳不朽兼舊藏之卷合八十一篇分二十四卷於是內經聖意粲然昭明素問玄言豁然敷暢後之學者何其幸歟○醫說云元珠先生不知何許人隱顯無測惟太僕令王冰識其爲異人乃師事之元珠洞明素問宠極微奧密授妙旨教冰五藏六氣修煉養生之法草石性理袪邪去疾神方由是冰乃註大經素問至今爲醫家宗範○前漢書百官表云太僕秦官應劭曰周穆王所置蓋太御衆僕之長中大夫也掌輿馬○後漢書百官志云太僕卿一

人中二千石本注曰業湮沒文選陸佐公石車馬丞一人比千石闕銘云晋氏浸弱宋歷威夷禮經舊典寂寥無記鴻規盛烈湮沒罕稱註向云湮沉罕希也○說文湮沒也霰韻於前切湮沒水中也

至張李諸老始有發明人之一身陰不足而陽有餘雖諄諄然見於素問而諸老猶未表章是宜局方之盛行也

老周禮地官司徒鄉老註老尊稱也

發明精義語錄云發明者所以發明前賢

之末　諄諄然　孟子萬章上云舜有天下也孰與之天與之天與之者諄諄然命之乎　註　諄諄詳語見　表章　前漢書武帝紀贊云孝武初立卓然罷黜百家表章六經○大學序云尊信此篇而表章之大全云表而出之章而顯之

六段

震旦不摘蕪陋陳於篇册并述金匱之治法以證局方之未備間以已意附之於後

蕪陋　史記龜策列傳索隱云龜策傳有錄無書褚先生所補其叙事煩蕪陋畧無可取　編册　四書蒙引云編簡之成帙者也○韻會册字下云集韻古作笧通作策叅

邕獨斷云策簡也
述 論語述而篇云子曰述而不作註云述傳舊而已作則創始也故作非聖人不能而述則賢者可及
金匱之治方 金匱要略之治方也
古人以醫爲吾儒格物致知一事故曰其篇曰格致餘論未知其果是否耶後之君子幸改而正諸
古今醫統八十六卷司馬溫公曰父母有疾專當以迎醫驗方合藥爲務則知醫豈非人子之事哉程子曰病臥於床委之庸醫比之不慈不孝事親者亦不可不知醫然委之庸

格致疏抄　卷一　十七

醫是不知醫之爲事也噫大抵醫藥之道奚可草草而爲哉二子之言良有以也○倪惟德原機啓微論序云醫爲儒者之一事不知何代而兩途之父母至親者有疾而委之他人俾他人之無親者反操父母之生死一有誤謬則終身不復平自以仁推于人者獨不能以仁推于父母乎故於仁缺朋友以義合故赴其難難雖水火兵革弗顧故周其急急雖金玉粟帛弗吝或疾則曰素不審他者曰甲審遂求甲者藥曰乙審又更乙者紛紛錯擾竟不能辨此徒能周赴于瘡痍而不能携友于死生也故于義缺已身以愛爲主飲食滋味必欲美也衣服玩好必欲佳也嗣上續下不敢輕也疾至而不識任之婦人女子也

任之宗戚朋友也任之狂巫瞽也至危猶不能辨藥誤病焉也故于知欲夫五常之中三缺而不備故為儒者不可不兼夫醫也故曰醫為儒者之一事

格致餘論疏鈔

附録　故丹溪先生朱公石表辭　宋太史濂撰

丹溪先生既卒宗屬失其所倚藉井邑失其所依憑嗜學之士失其所業事莫不彷徨遥慕至於洒涕濂聞之中心尤摧咽不自勝蓋自加布十首輒相親於几杖間訂義質疑而求古人精神心術之所寓先生不以濂為不肖以忘年交遇之必極言而無所隱故知先生之深者無踰於濂也方欲聚欺事行為書以傳來世而先生之子玉汝從子嗣汜忽踣濂門以先生從弟無忌所為狀請為表以勒諸墓上濂何敢辭先生諱震亨字彦脩姓朱氏其先出於漢槐里令雲之後居平陵至晋永興中臨海太守汎始遷今婺之義烏子孫蟬

聯多發聞於世郡志家乘載之爲詳嘗求之
季有東堂府君者諱良祐懿然君子人也蓋
以六經爲教以弘其宗府君生某某生迪功
即桂迪功生鄉貢進士環先生之太父也父
諱元母某氏先生受資爽朗讀書即了大義
爲聲律之賦刻燭而成長老咸器之已而棄
去尚俠氣不肯出人下鄉之右族咸陵之必
風怒電激求直于有司上下搖手相戒莫或
輕犯時鄉先生文懿許公講道東陽八華山
中公上承考亭朱子四傳之學授受分明契
證真切擔簦而從之者亡慮數百人先生歎
曰丈夫所學不務聞道而唯俠是尚不亦惑
乎乃摳衣往事焉先生之年蓋已三十六矣
公爲開明天命人心之秘內聖外王之微先

生聞之自悔昔沉冥顛隮汗下如雨由是日有所悟心爲融廓體膚如覺增長每讀換冊生至四鼓潛驗默察必欲見諸實踐抑其踈豪歸於粹夷理欲之關誠僞之限嚴辨確守不以一毫苟且自恕如是者數年而其學堅定矣歲當賓興先生應書秋闈幸沾一命以驗其所施再往再不利復歎曰不仕固無義然得失則有命爲苟推一家之政以達於鄉黨州閭寧非仕乎先是府君置祭田三十餘畝合爲一區闢人遞司穡事以陳時薦然有恒祭而無恒所先生乃即適意亭遺址建祠堂若干楹以奉先世神主歲時行事復考朱子家禮而損益其儀文其長咸在執事有恪深衣大帶以序就列宴私洽比不愆於禮適

意亭者府君所造以延徐文清之地先生
弗忍其廢毀創祠堂之南俾諸子姪肄習其
中包銀之令下州縣承之急如星火一亦里之
閒不下數十姓民莫敢與辨先生所居里僅
上訴富民二人郡守召先生自臨之曰此非常
法君不愛頭乎先生笑曰守為官頭固當惜
民不愛也此害將毒子孫必欲多及民願借
輸吾產當之守雖怒竟不能屈縣有暴丞婪
諂瀆鬼神欲脩岱宗祠以徼福懼先生莫已
與以言嘗之曰人之死生嶽神實司之欲治
其宮孰敢干令先生曰吾受命于天何庸媚
土偶爲生死計耶且嶽神無知則已使其有
知當此儉歲民食糠覈不飽能振吾民者然
後降之福耳卒罷其事賦役無藝胥吏高下

其手以為民奸先生集同里之人謂曰有田則耕穡隨之君等入胥吏餌而護相傾非集之上也宜相率以義絜其力之贏而斂之衆翕然從無官書下相檄如父子議事必先集若苛歃之至先生即以身前辭氣懇款上官多聽為之損裁縣大夫勸耕于郷將有宴於民先生懇其臨境邪幅乘屨往迎于道左大夫驚曰先生何事乃爾耶先生曰民有役于官禮固應爾大夫曰勸耕善乎先生曰私田固不煩官勸第公由生書魁耳是時圭田賦重逋戶移逃亡故先生以此為諷大夫一笑而去郷有蜀墅塘周圍凡二千六百步溉田至六千畝而贏堤壞而水竭數以旱告先生倡民興築置坊庸鑿為二竇時其淺深而節洩

之民食其利後十年山水暴至堤又壞先生
命冉從子濟力任其事以嗣其成縣令長或
問決獄得失先生必盡心爲之開導東陽郭
氏父子二人恩毆小民幾斃又貫鍼鱺腹逼
使吞之事發義烏輸問當其子父皆死先生
曰原其故殺之情亦一人可償爾二子從父
之命宜從末減若皆殺之無乃已重乎事上
從先生議張甲行小徑中適季乙荷任器來
幾中甲目甲怒拳其耳而死甲乙皆貧人甲
又有九十之親先生曰貰甲罪則廢法徵法
甲必瘐死親無以養亦死乙屍暴於道孰爲
藏之不若使覓其葬埋且慰其親徐來歸獄
服中刑耶或曰甲或逃奈何先生曰若以誠
待之必不爾也縣如先生言後會赦免細民

有輒先生丘木者先生訊之民弗服先生聞
於縣將逮之人交讓民曰汝奈何犯仁人耶
民曰計將安出人曰先生長者也急負木還
之當爾貸民從之先生果寘而不問先生客
吳妙湛院尼刻木作人形以爲厭蠱館客陳
庚得之欲發其事尼懼甚先生知之以計紿
陳出碎其木刻陳歸怒且詈先生徐曰君乃
士人獲此聲於吳楚間甚非君利償之金吾
財可通用勿憂也尼後輩金帛爲謝先生叱
而去方嶽重臣及廉訪使者聞先生名無不
願見既見無不欲交章薦之先生皆力辭唯
民瘼吏弊必再三盡顏告之不嘗親受其病
者覃懷鄭公持節浙東尤敬先生以尊客禮
禮之衆或不樂競短其行於公公笑曰朱聘

君盛舉諸公之長而諸公顧反短之何其量
之縣隔耶皆慚不能退初先生壯齡時以母
夫人病脾頗習醫後益研靡之且曰吾既窮
而在下澤不能至遠其可遠者非醫將安務
乎時方盛行陳師文裴宗元所定大觀二百
九十七方先生獨疑之曰用藥如持衡隨物
重輕而爲前卻古方新症安能相值乎於是
尋師而訂其說渡濤江走吳又走宛陵走建
業皆不能得復回武林有以羅司徒知悌爲
告者知悌字子敬宋寶祐中寺人精於醫得
金士劉完素之學而旁參於李杲張從正二
家然性倨甚先生謁焉十往返不能通先生
志益堅日拱立於其門大風雨不易或告羅
曰此朱彥修也君居江南而失此士人將議

君後矣羅遂脩容見之一見如故交爲言學醫之要必本於素問難經而濕熱相火爲病最多人罕有知其秘者兼之長沙之書詳於外感東垣之書詳於內傷兩盡之治疾方無所憾區區陳裴之學泥之且殺人先生聞之夙疑爲之釋然學成而歸鄉之諸醫始皆大驚中而笑且排卒乃大服相推尊願爲弟子四方以疾迎候者無虛日先生無不卽往雖雨雪載途亦不爲止僕夫告痛先生諭之曰疾者度刻如歲而欲自逸耶窶人求藥無不與不求其償其困阨無告者不待其招注藥往起之雖百里之遠弗憚也江浙省臣往討閩寇深入瘴地遂以病還錢塘將北歸先生脈之曰二十日死使道經三衢時召吾可使還

爇然亦不能生之也如期卒於姑蘇驛權貴
人以微疾來召危坐中庭列二十品儀衛於左
右先生脈已不言而出或追問之先生曰三十
月後當爲鬼猶有驕氣耶及死其家神先生
之賢載粟爲壽先生辭之一少年病熱兩顴
火赤不能自禁躁走於庭將蹈河先生曰此
陰症也製附子湯飲之乘爲之吐舌飲已其
疾如失先生治病如神若此甚多門人類症
有書茲不詳載先生孤高如鶴挺然不群雙
目有小大輪目出明雖襲然之色不可凌犯
而病明坦夷不事表襮精神充滿接物和粹
人皆樂親炙之語言有精魄金鏘鐵鏗使人
側耳聳聽有凜然起敬之意而於天人感應
災慶類至之說尤竭力戒厲反覆不厭故其

教人也人既易知昏明強弱皆擾其心老者則愛慈詳切者則樂恭順莫不皆知忠信之爲美固未能一變至道去泰去甚有觀者或有小過深掩密覆唯恐先生之知凡先生杖屨所臨人隨而化浦陽鄭太和十世同居先生爲之喜動顏面其家所講冠婚喪祭之禮每咨於先生而後定蓋先生之學贊諸載籍一以躬行爲本以一心同天地之大以耳目爲禮樂之原積養之久內外一致夜寐即平晝之爲暗室即康衢之見汲汲孜孜毫而觸篤每見誇多鬬靡之士輒語之曰聖賢一言終身行之弗盡矣以爲多至於拮英擷藍之辭尤不樂顧且以吾道蠹賊目之及自爲文率以理爲宗非有關於綱常治化不輕論

也居室垣墉敦尚儉朴服御唯大布寬衣僅
取蔽體藜羹糗飯安之如八珍或在豪大姓
家當其肆筵設席水陸之羞交錯於前先生
正襟默坐未嘗下箸其清脩苦節能為人之
所不能為而於世上所悅者澹然無所嗜惟欲
聞人之善如恐失之隨聞隨錄用為世勸遇
有不順軌則者必誨其改事有難處者又導
之以其方晚年識見尤卓嘗自括蒼還道遇
永康謂人曰青田之民囂悍值此法弛令乖
之時必依險阻嘯聚為亂已而果然又嘗告
親友曰吾足跡所及廣矣風俗澆漓甚垂髫
之童不能操挍誅困上天怒已極必假手殲
之盡力善以延其亂乎時方承平聞者咸笑
先生之迂言未幾天下大亂空村無煙火動

百餘里先生所著書有宋論一卷格致餘論若干卷局方發揮若干卷傷寒論辨若干卷外科精要發揮若干卷本草衍義補遺若干卷風水問荅若干卷凡七種微文奥義多發前人之所未發先生嘗曰義理精微禮樂制度吾門師友論著已悉吾可以無言矣故其所述獨志於醫爲多先生生於至元辛巳十一月二十八日卒于至正戊戌六月二十四日瀕卒無他言獨呼嗣汜謂曰醫學亦難矣汝謹識之言訖端坐而逝享年七十有八娶戚氏道一書院山長象祖之女先三十五年卒子男二嗣衍玉汝嗣衍亦先三年卒女四適傅似翁蔣長源呂文忠張思忠孫男一文椐女二一適丁榆一尚幼其年十一月日始

葵先生于其山之原卒後之五月也先生所居曰丹溪學者尊之而不敢字故因其地稱之曰丹溪先生云夫自學術不明于天下凡聖賢防範人心維持世道之書往往割裂摭拾組織成章流爲譁世取寵之具間有注意遺經似若可尚又膠於訓詁之間異同紛拏有如聚訟其視身心皆藐然若不相關此其知識反出於不學庸人之下於戲秦漢以來則或然矣然而靈豸不鳴孽狐之妖弗息黃鍾不奏瓦缶之音日甚天開文運濂洛奮興遠明九聖之緒流者遏而止之膠者釋而通之一期闡廓其昏翳挽回其精明而後已至其相傳唯考亭集厥大成而考亭之傳又唯金華之四賢續其世胤之正如印印泥不差毫

末此所以輝連景接而並獻允諧也先生少負任俠之氣不少撓屈及聞道德性命之說遷變之而爲剛毅所以局量弘而任載重綿乘先哲唯日不足民吾同胞之念須臾莫忘雖其力或弗支苟遇惠利少足以濡物必委蛇周旋求盡其心應接之際又因人心感發之機而施仁義之訓觸類而長開物成化所謂風雨霜露無非君子之教者要亦不可誣也致思於醫亦能摟隱抉祕倡明南方之絶學嬰疾之家倚以爲命先生一布衣耳其澤物有如此者使其得位于朝以行其道則夫明效大驗又將何如哉嗚呼先生已矣其山峨淵澄之色井潔石貞之操與其不可傳者弗能即矣徒因其遺行而誦言之見聞不傳

悉能得十七於千百之間哉雖然舍是又無
足以求先生者敢摭狀之槩敘而爲之銘曰
濂洛有作性學復明考亭兼之集厥大成化
覃荆楊以及閩粵時兩方行區萌畢達世亂
之正實歸金華綿延四葉益蕣其葩辟諸上
蕈寔彼達路隨其志分不爽其度有美君子
欲振其奇血氣方剛曠能偷于七尺之軀忍
令顛越壯齡已踰亟更其轍更之伊何我笈
有書負而東遊以袪所疑非刻非厲曷圖曷
究豈止惜陰夜亦爲書昔離其畺今虞其睽
始知人心與宇宙同出將用世時有不利乎
惠家邦庶亨厥志勤我有事以餕其宗況有
書詩以隨以礪以暢其施期壽夭物苟躬可
稱我豈遑恤仁義之言緜緜勿休昭朗道眞

攘除欲仇上帝有赫日注吾目天人之交間不容粟聽者聳然如聞巨鏞有聲鏗鍧無耳不聽旁溢干醫亦紹絶獨開闢玄微功利尤博飲其豪英變爲毅弘所以百驫度越千人呫呫世儒出入口耳競豫鬬華拆門殊轍以經爲戲此孰甚焉不有躬行其失者鑄世塗方其寘正資揚癡夢夢者天使埋其爛精神上征定爲長庚與造化遊白光焞焞表德幽墟遵古之義僉曰允哉是詞無愧

丹溪翁傳　戴九靈良撰

丹溪翁者婺之義烏人也姓朱氏諱震亨字彦脩學者尊之曰丹溪翁翁自幼好學日記千言稍長從鄉先生治經爲舉子業後聞許文懿公得朱子四傳之學講道八華山復往拜焉益聞道德性命之說宏深粹密遂爲專門一日文懿謂曰吾臥病久非精於醫者不能以起之子聰明異常人其肯游藝於醫乎翁以母病脾於醫亦粗習及聞文懿之言即慨然曰士苟精一藝以推及物之仁雖不仕於時猶仕也乃悉焚棄向所習舉子業一於醫致力焉時方盛行陳師文裴宗元所定大觀二百九十七方翁窮晝夜是習既而悟曰操古方以治今病其勢不能以盡合苟將起度

量立規矩稱權衡必也素難諸經乎然吾鄉
諸醫鮮克知之者遂治裝出游求他師而叩
之乃渡浙河走呉中出宛陵抵南徐達建業
皆無所遇及還武林忽有以其郡羅氏告者
羅名知悌字子敬世稱太無先生宋理宗朝
寺人學精於醫得金劉完素之再傳而旁通
張從正李杲二家之説然性偏甚恃能厭事
難得意翁往謁焉凡數往返不與接已而求
見愈篤羅乃進之曰子非朱彥脩乎時翁已
有醫名羅故知之翁既得見遂北面再拜以
謁受其所教羅遇翁亦懽即授以劉張李諸
書爲之敷揚三家之旨而一斷於經且曰盡
去而舊學非是也翁聞其言渙焉無少凝滯
於胸臆居無何盡得其學以歸鄉之諸醫泥

陳裴之學者聞翁言即大驚而吠且排獨文懿喜曰吾疾其遂瘳矣乎文懿得末疾醫不能療者餘數年翁以其法治之良驗於是諸醫之吠且排者始皆心服口譽數年之間聲聞頓著翁不自滿足益以三家之說推廣之謂劉張之學其論臟腑氣化有六而於濕熱相火三氣致病為最多遂以推陳致新瀉火之法療之此固高出前代矣然有陰虛火動或陰陽兩虛濕熱自盛者又當消息而用之謂李之論飲食勞倦內傷脾胃則胃脘之陽不能以升舉并及心肺之氣陷入中焦而用補中益氣之劑治之此亦前人之所無也然而天不足於西北地不滿於東南天陽也地陰也西北之人陽氣易於降東南之人陰火

易於升苟不知此而徒守其法則氣之降者
固可愈而於其升者亦從而用之吾恐反增
其病矣乃以三家之論去其短而用其長又不
復參之以太極之理易禮記通書正蒙諸書
之義貫穿內經之言以尋其指歸而謂內經
之言火蓋於太極動而生陽五性感動之說
有合其言陰道虛則又與禮記之養陰之意
同因作相火及陽有餘陰不足二論以發揮
之故論相火有曰陽動而變陰靜而合而生
水火木金土然火有二焉曰君火曰相火君
火者人火也相火者天火也火內陰而外陽
主乎動者也故凡動皆屬火以名而言形質
相生配於五行故謂之君以位而言生於虛
無守位稟命故謂之相天生物恒於動人有

此生亦恒於動然其所以恒於動者皆相火助之也見於天者出於龍雷則木之氣出於海則水之氣也具於人者寄於肝腎二部肝屬木而腎屬水也膽者肝之腑膀胱者腎之腑心胞絡者腎之配三焦以焦言而下焦司肝腎之分皆陰而下者也天非此火不能生人非此火不能以有生天之火雖出於木而皆本乎地故雷非伏龍非蟄海非附於地則不能鳴不能飛不能波矣鳴也飛也波也動而爲相火者也肝腎之陰悉具相火人而同乎天也或曰相火天人所同東垣何以指爲元氣之賊又謂火與元氣不兩立一勝則一負然則如之何而可使之無勝負乎曰周子曰神發知矣五性感動而萬事出五者之性

爲物所感不能不動謂之動者即內經五火
也相火易動五性厥陽之火又從而扇之則
妄動矣火既妄動則煎熬眞陰陰虛則病陰
絕則死君火之氣經以暑與濕言之而相火
之氣則以火言蓋表其暴悍酷烈有甚於君
火也故曰相火元氣之賊周子曰聖人定之
以中正仁義而主靜朱子亦曰必使道心常
爲之主而人心每聽命焉此善處乎火者也
人心聽命於道心而又能主之以靜彼五火
將寂然不動而相火者惟有扶助造化而爲
生生不息之運用爾夫何元氣之賊哉或曰
內經相火註言少陰少陽矣未嘗言及厥陰
太陽而吾子言之何也曰足太陽少陰東垣
嘗言之治以炒柏取其味辛能瀉水中之火

戴人亦云膽與三焦肝與胞絡皆從火治此歷指龍雷之火也余以天人之火皆生於地如上文所云者實廣二公之意耳或曰內經言火者非一往往於六氣中見之而言臟腑者未之有也二公豈他有所據耶曰經以百病皆生於風寒暑濕燥火之動而爲變者岐伯歷指病機一十九條而屬火者五此非相火爲病之出於臟腑者乎考之內經諸熱瞀瘛則屬之火諸狂躁越則屬之火諸病胕腫痛酸驚駭則屬之火又原病式曰諸風掉眩屬於肝火之動也諸氣膹鬱病痿屬於肺火之升也諸濕腫滿屬於脾火之勝也諸痛痒瘡瘍屬於心火之用也是皆火之爲病出於臟腑者然也噫以陳無擇之通敏猶以暖識

論君火曰用之火論相火是宜後人之聾瞽哉其論陽有餘陰不足有曰人受天地之氣以生天之陽氣爲氣地之陰氣爲血然氣常有餘而血常不足何爲其然也天大也爲陽而運於地之外地居天之中爲陰而天之大氣舉之日實也屬陽而運於月之外月缺也屬陰而禀日之光以爲明者也則是地之陰已不勝夫天之陽月之陰亦不敵於日之陽天地日月尚然而況於人乎故人之生也男子十六歲而精通女子十四歲而經行是有形之後猶有待於乳哺水穀之養而後陰可與陽配成乎人而爲人之父母古人必近三十二十而後嫁娶者可見陰氣之難於成而古人之善於保養也錢仲陽於腎有補而無

瀉其如此意者乎又按禮記註曰人惟五十然後養陰者有以加内經曰年至四十陰氣自半而起居衰矣男子六十四歲而精絶女子四十九歲而經斷夫以陰氣之成止爲三十年之運用而竟已先虧可不知所保養哉經曰陽者天也主外陰者地也主内故陽道實陰道虛斯言豈欺我哉或曰遠取諸天地日月近取諸男女之身曰有餘曰不足吾已知之矣人在氣交之中今欲順陰陽之理而爲攝養之法如之何則可曰主閉藏者腎也司疏泄者肝也二藏皆有相火而其系上屬於心心君火也爲物所感則易於動心動則相火翕然而隨聖賢教人收心養心其旨深矣天地以五行更迭衰旺而成四時人之五

臟六腑亦應之而衰旺四月屬巳五月屬午
爲火大旺火爲肺金之夫火旺則金衰六月
屬未爲土大旺土爲水之夫土旺則水衰况腎
水常藉肺金爲母以補助其不足古人於夏
月必獨宿而淡味兢兢業業保養金水二臟
正嫌火土之旺爾內經又曰冬不藏精者春
必病溫十月屬亥十一月屬子正火氣潛伏
閉藏以養其本然之眞而爲來春升動發生
之本若於此時不恣欲以自戕至春升之際
根本壯實氣不輕浮尚何病之可言哉於是
翁之醫益聞四方以病來迎者遂輻輳於道
翁咸往赴之其所治病凡幾病之狀何如施
何良方飲何藥而愈自前至今驗者何人何
縣里主名得諸見聞班班可紀浦江鄭義士

病滯下一夕忽昏仆目上視溲注而汗瀉翁
診之脈大無倫即告曰此陰虛陽暴絕也蓋
得之病後酒且內然吾能愈之急命治人參
膏而且促灸其氣海頃之手動又頃而唇動
及參膏成三飲之甦矣其後服參膏盡數斤
病已天台周進士病惡寒雖暑亦必以綿蒙
其首服附子數百增劇翁診之脈滑而數即
告曰此熱甚而反寒也乃以辛涼之劑吐痰
一升許而蒙首之絮減半仍用防風通聖飲
之愈周固喜甚翁曰病愈後須淡食以養胃
內觀以養神則水可生火可降否則附毒必
發殆不可救彼不能然後告疽發背死浙省
平章南征閩粵還病反胃醫以為可治翁診
其脈告曰公之病不可言也即出獨告其左

右曰此病得之驚後而使內木火之邪相挾氣傷液亡腸胃枯損食雖入而不化食既不化五藏皆無所禀去此十日死果如言鄭義士家一少年秋初病熱口渴而妄言兩顴火赤竪作大熱治翁診之脉弱而遲告曰此作勞後病溫惟服補劑自已今六脉皆搏手必凉藥所致竟以附子湯啜之應手而瘥浙東憲幕傅氏子病妄語時若有所見其家妖之翁切其脉告曰此病痰也然脉虛弦而沉數蓋得之當暑飲醴又大驚傅曰然嘗夏因勞而甚渴恣飲梅水一二升又連得驚數次遂病翁以治痰補虛之劑處之旬浹愈里人陳時叔病脹腹如斗醫用利藥轉加翁診之脉數而濇告曰此得之嗜酒嗜酒則血傷血傷

則脾土之陰亦傷胃雖受穀不能以轉輸故
陽升陰降而否矣陳曰某以嗜酒前後溲見
血者有年翁用補血之劑投之驗權貴人以
微疾來召見翁至坐堂中自如翁診其脈不
與言而出使詰之則曰公病在死法中不出
三月且如鬼録顧猶有驕氣耶後果如期死
一老人病目無見使來求治翁診其脈微甚
爲製人參膏飲之目明如常時後數日翁復
至忽見一醫在庭煉礞石問之則已服之矣
翁愕然曰此病得之氣太虛今不救其虛而
反用礞石不出此夜必死至夜參半氣奄奄
不相屬而死一男子病小便不通醫治以利
藥益甚翁診之右寸頗弦滑曰此積痰病也
積痰在肺肺爲上焦而膀胱爲下焦上焦閉

則下焦塞譬如滴水之器必上竅通而後下竅之水出焉方以法大吐之吐已病如失一婦人病不知人稍蘇即號呼數四而復昏翁診之脈脉弦數而且滑曰此怒患所爲蓋得之怒而強酒也詰之則不得於夫每遇夜引滿自酌解其懷翁治以流痰降火之劑而加香附以散肝忿之鬱立愈一女子病不食面北臥者且半載醫告術窮翁診之肝脉弦出左寸曰此思男子不得氣結於脾故耳叩之則許嫁夫入廣且五年翁謂其父曰是病惟怒可解蓋怒之氣擊而屬木故能衝其土之結今第觸之使怒耳父以爲不然翁入而掌其面者三責以不當有外思女子號泣大怒怒已進食翁復潛謂其父曰思氣雖解然

必得喜則病不再結乃詐以夫有書旦夕且歸後三月夫果歸而病不作一婦人產後有物不上如衣裾醫不能喻翁曰此子宮也氣血虛故隨子而下即與黃芪當歸之劑而加升麻舉之仍用皮工之法以五倍子作湯洗濯雖其皮少頃子宮上翁慰之曰三年後可再生兒無憂也如之一貧婦寡居病癩翁見之惻然乃曰是疾也世號難治者不守禁忌耳是婦貧而無厚味寡而無欲庶幾可療也即自具藥療之病愈後復投四物湯數百劑遂不發動翁之為醫皆此類也蓋其遇病施治不膠於古方而所療皆中然於諸家方論則靡所不通他人靳靳守古翁則操縱取舍而卒與古合一時學者咸聲隨影附翁教之亹

疊忘寢一日門人趙良仁問太極之旨翁以陰陽造化之精微與醫道相出入者論之且曰吾於諸生中未嘗論至於此今以吾子所問故偶及之是蓋以道相告非徒以醫言也趙出語人曰翁之醫其始橐籥於此乎羅成之自金陵來見自以爲精仲景學翁曰仲景之書收拾於殘篇斷簡之餘然其間或文有不備或意有未盡或編次之脫落或義例之乖舛吾每觀之不能以無疑因略摘疑義數條以示羅尚未悟又遇治一疾翁以陰虛發熱而用益陰補血之劑療之不三日而愈羅乃歎曰以某之所見未免作傷寒治今翁治此猶以芎歸之性辛溫而非陰虛者所宜服又況汗下之誤乎翁春秋既高乃徇張翼等

所請而著格致餘論局方發揮傷寒辨疑本草衍義補遺外科精要新論諸書學者多誦習而取則焉翁簡慤貞良剛嚴介特執心以正立身以誠而孝友之行實本乎天質奉時祀也訂其禮文而敬泣之事母夫人也時其節宜以忠養之寧歉於已而必致豐於兄弟寧薄於已子而必施厚於兄弟之子非其友不友非其道不道好論古今得失慨然有天下之憂世之名公卿多折節下之翁謂直陳治道無所顧忌然但語及榮利事則拂衣而起與人交一以三綱五紀爲去就嘗曰天下有道則行有枝葉天下無道則辭有枝葉夫行本也辭從而生者也苟見枝葉之辭去本而末是務輒怒溢顏面若將浼焉翁之卓卓

如是則醫又特一事而已然翁講學行事之大方已具吾友宋太史濂所爲翁墓誌故不必錄而竊錄其醫之可傳者爲翁傳庶使後之君子得以爲互考焉

論曰昔漢嚴君平博學無不通賣卜成都人有邪惡非正之問則依蓍龜爲陳其利害與人子言依於孝與人弟言依於順與人臣言依於忠史稱其風聲氣節足以激貪而厲俗翁在婺得道學之源委而混迹於醫或以醫來見者未嘗不以葆精毓神開其心至於一語一默一出一處凡有關於倫理者尤諄諄訓誨使人奮迅感慨激厲之不暇左丘明有云仁人之言其利博哉信矣若翁者殆古所謂直諒多聞之益友又可以醫師少之哉 終

格致餘論疏鈔卷之二

金華朱彥脩撰

金華　大明一統志四十二云禹貢揚州之域天文牛女分野春秋時爲越西界秦屬會稽郡漢爲烏傷縣地仍屬會稽三國吳分會稽置東陽郡治長山縣晉屬揚州劉宋屬東揚州梁改置金華郡陳兼置縉州隋廢縉州及金華郡以地屬吳州尋置婺州治吳寧縣大業初廢州復爲東陽郡治金華縣唐復爲婺州天寶初改東陽郡乾元初復爲婺州五代晉時爲武勝軍宋仍爲婺州淳化初改軍曰保寧隸制東

路元置婺州路本朝改爲金華府領縣七金華縣蘭谿縣東陽縣義烏縣永康縣武義縣浦江縣○玉臺新詠序曰金星與婺女爭華故曰金華

朱彦脩

萬姓統譜卷之九云朱震亨字彦脩金華人師事許謙爲高弟弟子其清修苦節絶類古人篤行之士所至人多化之尤精於醫所著有局方發揮等書○入門云朱震亨字彦修學者尊之曰丹溪先生元末婺之義烏人也自幼好學日記千言稍長從郷先生治舉業後聞許文懿公得朱子四傳之學講道八華山復往拜焉益聞道德性命之説宏深粹然遂爲専門一日文懿公謂曰吾臥病久非精於醫者不能起子聰明

異常肯游於醫乎公以毋病脾於醫亦粗習及聞懿公之言即慨然曰士苟精一藝以推及物之仁雖不仕於時猶仕也乃棄擧業一於醫致力焉

撰　韻會云廣韻述也增韻造也霰韻集也

飲食色欲箴序

莊子達生篇云人之所畏者衽席之上飲食飲食之間也而不知爲之戒者過也

韻會食字下云實職切廣韻飲食也詩話凡可食之物曰食云云○禮記王制云殷人以食禮集說云食音嗣食禮者有飲有殽雖設酒而不飲其禮以飯爲主故曰食也○又郊

特牲云凡飲養陽氣也凡食養陰氣也

色欲 論語云子曰吾未見好德如好色者也○中庸云去讒遠色○毛詩序疏云女有美色男子悅之故經傳之文通謂女人爲色○韻會云欲情所好也廣韻嗜慾也增韻㜮也通作欲

箴 文章辨體云海虞吳訥曰按許氏說文箴誡也商書盤庚曰無或敢伏小人之攸箴蓋箴者規誡之辭若箴之療疾故以爲名古有夏商二箴見于尚書大傳辭及呂氏春秋而殘缺不全○文體明辨云其品有二一曰官箴二曰私箴太抵皆用韻語而反覆古今興衰理亂之變以垂警戒使讀者惕然有不自寧之心

傳曰飲食男女人之大欲存焉

傳曰 孟子梁惠王篇云齊宣王問曰文王之囿方七十里有諸孟子對曰於傳有之 註云傳謂古書○史記發字例云逐戀反書傳也又逐全反相付也又張戀反驛也

飲食男女 禮記禮運云飲食男女人之大欲存焉死亡貧苦人之大惡存焉

予每思之男女之欲所關甚大飲食之欲於身尤切世之淪胥陷溺於其中者蓋不少矣

切 中庸章大全許氏曰言深要也

淪胥 詩經小雅小旻抑之篇云如彼流泉無淪

胥以亡 註云淪陷胥相也 ○ 陷溺 孟子梁惠王上云彼陷溺其民王往而征之夫誰與王敵 註云陷陷於阱溺溺於水暴虐之辭 蓋不少 史記伯夷傳索隱曰蓋者疑辭 ○ 凡其事雖不疑亦云蓋者謙退之辭也

韻會云淪胥謂相牽引也

苟志於道必先於此究心焉因作飲食色欲二箴以示弟姪并告諸同志云

苟 詩苟無飢渴箋云苟且也增韻誠也 志於道 論語里仁篇云子曰士志於道而恥悪衣悪食者未足與議也 ○ 性理字義云志者心之所之之猶向也謂心之正面全

向那裏去，如志於道，是心全向於道；志於學，是心全向於學。一直去求討，要必得那箇物事，便是志。若中間有作輟或退轉底意，便不得謂之志。

必 助語辭。云斷然決定不易之意。

究 王篇云：窮盡也。

示 王篇云：示者語也。以事告人曰示。

弟姪 禮記檀弓云：姪猶子也。○韻會云：兄弟之子曰姪也。

同志 孔氏書序云：若好古博雅君子與我同志，亦所不隱也。○凡示弟姪告同志者，皆謙退之意也。

云 助語辭。云篇之終着一云字結之，為助語。

飲食箴

人身之貴父母遺體爲口傷身滔滔皆是人有此身飢渴洊興廼作飲食以遂其生

人身之貴父母遺體　禮記祭義云曾子曰身也者父母之遺體也行父母之遺體敢不敬乎○延平周氏曰吾之身即父母之身也○孝經云身體髮膚受之父母弗敢毀傷孝之始也　註云　孝以守身爲大身者親之枝也舉其大而言之則一身四體舉其細而言之則毛髮肌膚此皆受之於父母者父母全而生之我當全而歸之爲人子者愛重其身而不敢少有毀傷此乃孝之始事也

爲口傷身　醫說卷之七云

論語曰不多食又曰食無求飽謂食物無務於多貴在能節所以保冲和順頤養也若貪生務飽飫塞難消徒積腈傷以召疾患○延壽書曰飲食務取益人者仍節儉爲佳若過多便成病

滔滔皆是 論語微子篇云滔滔者天下皆是也註云滔滔流而不反之皃

洊 韻會洊字下云集韻或作洊又霰韻才甸切重也仍也廣韻再至也遍作洊云云爾雅仍饑爲洊亦遍作荐左傳僖十三年晉荐饑註麥禾皆不熟正義曰穀不熟爲饑仍饑爲荐

興 韻會虛陵切起也盛也

眷彼昧者因縱口味五味之過疾病蜂起病之

生也其機甚微饞涎所牽忽而不思病之成也

飲食倶廢憂貽父母醫禱百計

五味之過 素問生氣通天論云味過于酸肝氣以津脾氣乃絶味過于鹹太骨氣勞短肌心氣抑味過于甘心氣喘滿色黑腎氣不衡味過于苦脾氣不濡胃氣乃厚味過于辛筋阻絶精神乃央是故謹和五味骨正筋柔氣血以流湊理以密如是則氣骨以精謹道如法

蜂起 史記項羽本紀云今君起江東楚蠭起之將 註如淳曰蠭起猶言蠭午也衆蠭飛起交横如午言是多也索隱曰凡物交横爲午言蜂之起交横

兆聚也故劉向傳註曰蜂午雜沓也鄭玄云一縱一横爲午

其機甚微 周易下係辭云幾者動之微吉之先見者也註云幾者去无入有理而无形不可以名尋不可以形覩者也唯神也不疾而速感而遂通故能朗然玄照鑒於未形也合抱之木起於毫末吉凶之彰始於微兆故爲吉凶之先見也疏云正義曰幾微也是已動之微動謂心動事動初動之時其理未著唯纖微而已〇易音義曰幾或作機

饞涎 韻府饞涎註云餓犬齕枯骨自喫饞飢涎〇玉篇云食不嫌也〇韻會云饗飧也

忽 說文云忘也

憂

貽父母 論語爲政篇云孟武伯問孝子曰父母唯其疾之憂註云父母愛子之心

無所不至惟恐其有疾病常以爲憂也人子體此而以父母之心爲心則凡所以守其身者自不容於不謹矣豈不可以爲孝乎

山野貧賤淡薄是諳動作不衰此身亦安均氣同體我獨多病悔悟一萠塵開鏡淨

淡薄　文選五君詠云向秀甘淡薄○王子淵之所謂羹藜食糗之類○醫說云淡食而徐飽者當有大益吾見牧羊者必驅之瘠土云草短而有味羊得細嚼則肥無疾羊猶爾況人乎

動作不衰　素問上古天真論云余聞上古之人春秋皆度百歳而動

作不衰云云　均氣同體 呂與叔克己銘云凡有生均氣同體註云此兩句起謂人生同一本原　塵開鏡淨 真西山思誠齋箴云雲撥霧卷太虛湛然塵掃鏡空清光自全

日節飲食易之象辭養小失大孟子所譏口能致病亦敗爾德守口如瓶服之無斁易之象辭 易頤卦象云君子以慎言語節飲食本義云二者養德養身之切務

○蒙引云二者養德養身之切務則知養身養德之事不止此二者朱子曰諺云禍從口

出病從口入甚好○王安道溯洄集云節者何也無不及無太過之中道也饑餓不飲食者胃氣空虛此爲不足固失節也飲食自倍而停滯者胃氣受傷此不足中兼有餘亦失節也

養小失大

孟子告子篇云飲食之人則人賤之矣爲其養小失大也註云飲食之人所以賤之者爲其養口腹而失道德耳

守口如瓶

韻府鉼字下薄註絣切或作瓶富鄭公書坐屛云守口如瓶防意如城○書言故事身體說類守口下云謹言曰守口晦庵敬齋箴此篇發明敬之一字守口如瓶註云口以發言瓶以張水口言易出瓶水易傾故守吾之口如守吾之瓶瓶水之傾不可再收口言之出不可再追故曰守口如瓶

服

之無斁　詩經葛覃章曰是刈是濩爲絺爲綌服之無斁　註云斁厭也

色欲箴

惟人之生與天地參坤道成女乾道成男配爲夫婦生育攸寄血氣方剛惟其時矣

惟　助語辭云惟從忄心心之專也又訓思亦以心看此而無別念

與天地參　中庸云可以贊天地之化育則可以與天地參　註云與天地參謂與天地並立三也

坤道成女乾道成男　易上繫辭云乾道成男坤道成女○此章所以倒

置乾坤男女者爲合韻也○性理大全云乾男坤女以氣化者言也註云乾屬陽父道也故成男坤屬陰母道也故成女以氣之變化不可見者言也

生育 詩谷風云既生既育比予於毒

血氣方剛 論語季氏篇云孔子曰君子有三戒少之時血氣方剛戒之在鬭及其老也血氣既衰戒之在得也

成之以禮接之以時父子之親其要在茲

成之以禮 孟子云萬章問曰取妻如之何必告父母註云言娶妻之禮必告父母○禮記昏義云昏禮者將合二姓之好上以事宗廟而下以繼後世也故君子重之是

以昏禮納采問名納吉納徵請期皆主人筵几於廟而拜迎於門外入揖讓而升聽命於廟所以敬愼重正昏禮也

接之以時

禮記曲禮上云人生十年曰幼學二十曰弱冠三十曰壯有室○內則曰男子二十而冠三十而有室 集說云室猶妻也○又云女子十有五年而笄二十而嫁有故二十三年而嫁○家語本命解二十六云男子二十而冠有爲人父之端女子十五許家有適人之道故聖人因時以合偶○褚氏遺書云合男女必當其年男雖十六而精通必三十而娶女雖十四而天癸至必二十而嫁皆欲陰陽氣完實而後交合則交而孕孕而育育而爲子堅壯強壽今未笄之女天癸始至已近男

色陰氣盈溢未完而傷未實而動是以交而不孕孕而不育育而子脆不壽云云○醫林集要云婚嫁不時真氣早泄未完而傷故交而不孕孕不育育而不壽者多矣婚姻貴乎及時也

父子之親 禮記昏義云男女有別而後夫婦有義夫婦有義而後父子有親

睠彼昧者徇情縱欲惟恐不及濟以燥毒氣陽血陰人身之神陰平陽秘我體長春血氣幾何而不自惜我之所生翻為我賊

濟以燥毒 三元延壽書云陰痿不能快慾強服丹石以助陽腎水枯竭心火如焚五藏乾燥

人身之神 素問八正神明論云血氣者人之神不可不謹養○醫説卷之九云神者氣之子氣者神之母形者神之室氣清則神暢氣濁則神昏氣亂則神勞氣衰則神去室空則神廢人以氣爲道道以氣爲生生道兩存故長生久視

陰平陽秘 素問生氣通天論云陽強不能密陰氣乃絶陰平陽秘精神乃治陰陽離決精氣乃絶類註云平即靜也秘即固也

長春 文選魏都賦云西闕遲秋東啓長春

幾何 李太白春夜宴桃李園序云浮世若夢爲歡幾何

我之所生翻

為我賊　逆生錄寡欲玄訓部云呂純陽云生我之門死我戶幾個惺惺幾個悟夜來鐵漢自思量長生不死由人做○莊子庚桑楚云寇莫大於陰陽無所逃天地之間非陰陽賊之心則使之也

女之耽兮其欲實多閨房之肅門庭之和士之耽兮其家自廢既喪厥德此身亦瘁遠彼帷薄放心乃收飲食甘美身安病瘳

女之耽　詩經氓篇云士之耽兮猶可說也女之耽兮不可說也○尚書無逸註適

樂謂之恥

閨房門庭 仲長統樂志論云安神閨房○按閨房者簾中之義蕭者指淫事也門庭者一家門中之義也○一本閨房之門庭之此二之字作不字義亦通

帷薄 禮記曲禮云帷薄之外不趨疏云帷幔也薄簾也○文選四十九范蔚宗後漢書皇后紀論云高祖帷薄不修註善曰太戴禮曰古者大臣坐汚穢淫亂男女亡別者不日汚穢曰帷薄不修誂曰帷薄謂閨房也謂幸戚姬而輕高后也

放心 書經畢命云驕淫矜侉將由惡終雖收放心閑之惟難○孟子告子上云學問之道無他求其放心而已矣○鶴林玉露第一放心下云孟子言求放心而康節邵子曰心要能放二者天淵

懸絕盖放心者自放也心放者吾能放也放心者如雞豚出於㭊柵不求則不得心放者如鷹隼翔於雲霄而條鏇固在吾手也衆人之心易放聖賢之心能放易放者流蕩能放者開闔流蕩者失其本心開闔者全其本心

飲食甘美 素問上古天真論云各從其欲皆得所願故美其食任其服 新校正云按別本美一作甘○老子經八十章曰甘其食美其服

陽有餘陰不足論

人受天地之氣以生天之陽氣爲氣地之陰氣

爲血故氣常有餘血常不足何以言之天地爲萬物父母天大也爲陽而運於地之外地居天之中爲陰天之大氣舉之月實也亦屬陽而運於月之外月缺也屬陰禀月之光以爲明者也人身之陰氣其消長視月之盈缺

人受天地之氣 素問寳命全形論云人以天地之氣生四時之法成○列子云民受天地之中以生故有天地之形 天地萬物父母 素問陰陽應象

大論云故天有精地有形天有八天
紀地有五里故能爲萬物之父母天大也他
年切說文天顛也書經舜典集
至高无上以一大運於地之外傳云渾天說
曰天之形狀似鳥卵地居其中天包其外猶
卵之裹黄圓如彈丸故曰渾天言其形體渾
渾然也其術以爲天半覆地上半在下其天
居地上見者一百八十二度半強地下亦然
云云○韻會運字下云易日月運
行廣韻動也轉輪也增韻又行也大氣舉之
素問五運行大論云地爲人之下太虛之中
者也帝曰馮乎岐伯曰太氣舉之也次註云
大氣謂造化之氣任持太虛者也註證云大
氣舉之謂風寒暑濕燥火六節太氣旋轉于

外任持其地而乾蒸動潤堅溫以入其體也類註云太氣大虛之元氣也乾坤萬物無不賴之以立故地在太虛亦惟元氣任持之

月實也月缺也稟月之光以爲明

釋名云月實也光明盛也月缺也滿則缺也○楚辭天問朱子集註云近世沈括之說乃爲得之蓋括之言曰月本無光猶一銀丸日耀之乃光耳光之初生日在其傍故光側而所見纔如鉤日漸遠則斜照而光稍滿大抵如一彈丸以粉塗其半側視之則粉處如鉤對視之則正圓也近歲王普又申其說曰月生明之夕但見其一鉤至日月相望而人處其中方得見其全明必有神人能凌倒景旁日月而往參其間則雖

弦晦之時亦得見其全明而與望夕無異耳以此觀之則知月光常滿但自人所立處視之有偏有正故見其光有盈有虧〇性理大全二十七曰問月本無光受日而有光蔡季通云日在地中月行天上所以光者以日氣從地四傍周圍空處迸出故月受其光曰若不如此月何緣受得月光方合朔時日在上月在下則月面向人者有光向地者無光故人不見及至望時月面向人者有光故見其圓滿若至弦時所謂近一遠三只合有許多光又曰月常有一半光月似水日照之則水面光倒射壁上乃月照也　人身之

陰氣其消長視月之盈缺　韻會視字下云廣韻比也效也〇易

下家傳云天地盈虛與時消息傳云月既盈滿則有虧缺天地之盈虛與時消息盈虛謂盛衰消息謂進退○素問八正明神論云月初生則血氣始精衛氣始行月廓滿則血氣實肌肉堅月郭空則肌肉減經絡虛衛氣去形獨居是以因天時而調血氣也○素問上古天真論註證云又嘗論三才之道惟陰陽而已天之陰有餘故月滿而散移地之陰有餘故爲潮而溢人之陰有餘故女子月事之下至于天地人之陽氣則何嘗有盈虛哉○類經附翼三大寶論云觀上古天真論曰女子二七而後天癸至男子二八而後天癸至非若陰生在後而陰成之難乎又陰陽應象大論曰人年四十而陰氣自半也非若陰衰

在前而陰凋之易乎所謂陰者即吾之精而造吾之形也夫無形則無患有形必有毀故人生全盛之數惟二十八之後以至四旬之外前後止二十餘年而形體漸衰矣此誠陰虛之象也由是觀之即謂之陽道實陰道虛若無之不可故丹溪引日月之盈虧以爲陽常有餘陰常不足論而立補陰大補等丸以黄栢知母爲神丹家傳戸用其害孰甚殊不知天癸之未至本由乎氣而陰氣之自半亦由乎氣是形雖在陰而氣則仍從陽也此死生之機不可不辨余所謂先言其二者即此是也何謂其一一即陽也陽之爲義大矣夫陰以陽爲主所關於造化之原而爲性命之本者惟斯而已何以見之姑舉其最要者有二義

焉一曰形氣之辨二曰寒熱之辨三曰水火之辨夫形氣者陽化氣陰成形是形本屬陰而凡通體之溫者陽氣也一生之活者陽氣也五宮五藏之神明不測者陽氣也及其既死則身冷如冰靈覺盡滅形固存而氣則去此以陽脫在前而陰留在後是形氣陰陽之辨也非陰多於陽乎二曰寒熱者熱爲陽寒爲陰春夏之煖爲陽秋冬之冷爲陰當長夏之暑萬國如爐其時也凡草木昆蟲咸苦煎炙然愈熱則愈繁不熱則不盛及乎一夕風霜即殭枯遍野是熱能生物而過熱者惟病寒無生意而過寒則伐盡然則熱無傷而寒可畏此寒熱陰陽之辨也非寒強於熱乎三曰水火者水爲陰火爲陽也造化之權全

在水火水火之象有四則日為太陽火為少陽水為太陰月為少陰此四象之真形而人所未達也余言未竟適一耽醫之客過余者聞而異之曰月本太陰火豈少陽古無是說何據云然亦有所謂乎曰陽主乎外陰主乎內此陰陽之定位也陽中無太陰陰中無太陽此陰陽之專主也日麗乎天此陽中之陽也非太陽乎月之在天陽中之陰也非少陰乎水行於地陰中之陰也非太陰乎火之在地陰中之陽也非少陽乎此等大義誠丹溪所未知故引日月盈虧以證陰陽虛實亦焉知水大於月獨不慮陽之不足陰之太過乎云云余為此論正為此耳

故人之生也男子十六歲而精通女子十四歲而經行是有形之後猶有待於乳哺水穀以養陰氣始成而可與陽氣爲配以能成人而爲人之父母

男子十六女子十四 素問上古天真論云女子七歲腎氣盛齒更髮長二七而天癸至任脈通太衝脈盛月事以時下故有子 註證云 月事者月經也每月有事故曰月事以其有常故曰月經經者常也

○丈夫八歲腎氣實髮長齒更二八腎氣盛

天癸至精氣溢寫陰陽和故能有子

乳哺 續醫說云乳者嬭也哺食也

配 孟子公孫丑上云配義與道集註云配者合而有助之意

古人必近三十二十而後嫁娶可見陰氣之難於成而古人之善於攝養也

嫁娶 禮記內則大全云嚴陵方氏云夫男子冠則有成人之禮女子笄則當許嫁之時然嫁止於二十娶必止於三十者陰以少為美陽以壯為強故王氏謂女子非二十而後可嫁以為二十而不嫁則非禮○泰定養生主論云孔子曰人之少也血氣未定戒之

在色古法以男三十而婚女二十而嫁又當觀其血色強弱而抑揚之察其稟性淳漓而推變之則無曠夫婪女過時之瘵也○嫁說文女適人也○娶說文取婦也

攝養韻會攝字下云說文揔也廣韻又兼也又收也○本草衍義序例云攝養之道莫若守中守中則無過與不及之害

禮記注曰惟五十然後養陰者有以加

禮記注　禮記王制云五十異粻六十宿肉註粻粮也異者精粗與少者殊也○方氏曰粻則地產以養其陰肉則天產以養其陽○馬氏曰自五十異粻而下此養生之禮

也自八十歲制而下此送死之禮也人之至於五十其陰氣始衰食不可以不異故異粮自五十而上事親之日短人子之於親養之必有加焉故宿肉至膳飲必從於遊也

內經曰年至四十陰氣自半而起居衰矣

內經曰 素問陰陽應象大論云年四十而陰氣自半也起居衰矣類註云陰眞陰也四十之後精氣日衰陰減其半矣然此言常人之大較愚按眞陰之義即天一也即坎水也丹家謂之元精道書曰涕唾精津汗血液七般靈物總屬陰又曰四大一身皆屬陰不知何物是陽精此陽精二字專指神氣爲言謂神必由精而生也又鍾呂集曰眞氣爲

陽眞水爲陰陽藏水中陰藏氣中氣主於升氣中有眞水水主於降水中有眞氣眞水乃眞陰也眞氣乃眞陽也凡此之說皆深得陰陽之精義試以人之陽事驗之夫施而泄者陰之精也堅而熱者陽之氣也精去而陽痿則陰以爲陽尤易見也此即陰氣自半之謂眞陰已半

所以衰也

又曰男子六十四歲而精絶女子四十九歲而經斷

又曰　素問上古天眞論云女子七七任脈虛太衝脈衰少天癸竭地道不通故形壞

而無子也○又曰男子七八肝氣衰筋不動天癸竭精少腎氣衰形体皆極八八齒髮去腎主水受五藏六府之精而藏之故五藏盛乃能寫今五藏皆衰筋骨解墮天癸竭

夫以陰氣之成止供給得三十年之運用視聽言動已先虧矣人之情欲無涯此難成易虧之陰氣若之何而可以供給也

供給　禮記曲禮上曰禱祠祭祀供給鬼神非禮不誠不莊集註云今按供給者謂奉薦牲幣器皿之類也○居家必用曰以物輸用云云

無涯　莊子養生主曰吾生也有

涯而知也無涯以有涯隨無涯殆已○養生類纂曰性命之根有極也嗜慾情固無窮也以有極之性命遂無窮之嗜慾亦斃而已

可以供給也

此供給之二字醫編入門俱作縱欲

經曰陽者天氣也主外陰者地氣也主内故陽道實陰道虚

經曰

素問大陰陽明論云岐伯曰陽者天氣也主外陰者地氣也主内故陽道實陰道虚 註證曰人身本與天地相參故天在外主包夫地地在内主包於天人身六陽氣猶

天氣也主運于外人身六陰氣猶地氣也主運於內陽運于外者爲實陰運于內者爲虛類註云外邪多有餘故陽道實內傷多不足故陰道虛

又曰至陰虛天氣絶至陽盛地氣不足觀虛與盛之所在非吾之過論

又曰 素問方盛衰論云至陰虛天氣絶至陽盛地氣不足註證云地位乎下爲至陰若至陰虛則天氣絶而不降何也以其無所升也天位乎上爲至陽若至陽盛則地氣無自滿足何也以其无所降也類註曰至陰至陽即天地之道也設有乖離敗亂乃至六微

旨大論曰氣之升降天地之更用也升已而降降者謂天降已而升升者謂地天氣下降氣流於地地氣上升氣騰於天故曰以地在天上而爲泰言其交也天在地上而爲否言其不交也此云至陰虛者言地氣若衰而不升不升則無以降故天氣絶至陽盛者言天氣若亢而不降不降則無升故地氣不足蓋陰陽二氣互藏其根更相爲用不可偏廢此借天地自然之道以喩人之陰陽貴和也丹溪引此虛盛二字以諭陽常有餘陰常不足其説左矣

主閉藏者腎也司疎泄者肝也二藏皆有相火

而其系上屬於心

腎肝錢仲陽云肝有相火則有瀉而無補腎爲眞水有補而無瀉其系上屬於心類經圖翼三云腎有兩枚形如豇豆相並而曲附於脊之兩傍相去各一寸五分外有黄脂包裹各有帶二條上條繫於心下條趨脊下大骨○又云肝居膈下上著脊之九椎下是經常多血少氣其合筋也其榮爪也主藏魂開竅於目其系上絡心肺

心君火也爲物所感則易動心動則相火亦動動則精自走相火翕然而起雖不交會亦暗流

而疎泄矣

相火君火之義見于 **爲物所感** 禮記樂記云本論故畧其解也 人生而靜天之性也感於物而動性之欲也物至知知

義曰此下節論人感物而動物有好惡之所感不同若其感悪則天理滅爲大亂之道○困知記云樂記人生而靜天之性也感物而動性之欲也一下段義理精粹要非聖人不能言陸象山乃從而疑之過矣彼蓋專以欲爲悪也夫人之有欲固出於天蓋有必然而不容已且有當然而不可易者於其所不容已者而皆合乎當然之則夫安往而非善 **翕然而**

乎○感說文動人心○爾雅動也

起
韻會云通作歛韓延壽傳郡中歙然起與翕同

所以聖賢只是教人收心養心其旨深矣

收心養心　孟子序說云楊氏曰孟子一書只是要正人心教人存心養性收其放心○又盡心下云養心莫善於寡欲○本草衍義序例云養心之道未可忽也六欲七情千變萬化出沒不定其言至簡其義無窮而以一心對無窮之事不亦勞乎心苟不能不爲物所病者未之有

天地以五行更迭衰旺而成四時人之五臟六

肺亦應之而衰旺四月屬巳五月屬午爲火大旺火爲肺金之夫火旺則金衰六月屬未爲土大旺土爲水之夫土旺則水衰况腎水常藉肺金爲母以補助其不足

五行白虎通卷之二五行章云五行者何謂也謂金木水火土也言行者欲言爲天行氣之義也○釋名云五行者五氣也於其方各施行也○類經圖翼卷之一五行統論云五行者水火木金土也五行即陰陽之質陰陽即五行之氣氣非質不立質非氣不行

行也者所以行

旺 韻會云光美也○按旺者盈盛之義言盛于其時主陰陽之氣也易節卦彖曰天地節而四時成于其氣也

成四時 ○釋名云四時四方各一時時期也物之生死各應節期而止也○續文章正宗第二僧德藏曰月周天論云時之爲言實也序也候也實則不虛也序則不悖也候而有徵也故繇日而月月而晦晦而歲

五臟六腑 素問宣明五氣篇云五藏所藏心藏神肺藏魄肝藏魂脾藏意腎藏志是謂五臟所藏○靈樞本輸篇云大腸者傳道之府小腸者受盛之府膽者中精之府胃者五穀之府膀胱者津液之府三焦者中瀆之府也

火爲肺金之夫 難經

三十三難云肺者非爲純金也辛商也丙之柔大言陰與陽小言夫與婦釋其微陰嫁而就火○逵生錄云夏月精化爲水腎方寒大忌房事

故内經諄諄於資其化源也

資其化源　素問六元正紀大論太陽司天之政下云必折其鬱氣先資其化源

註證云資其化源者取其化源而寫之也太過之年則寫不及之年則補又按刺法論云當取其化源是故太過取之不及資之太過取之次抑其鬱取其運之化源令折鬱氣不及扶資以扶運氣以避虚邪也資取之法令出密語玄珠密語由是觀之則太過之年當名曰取不及之年當名

曰資今按本論辰戌之紀當曰取而乃曰資丑未之紀當曰資而乃曰取此皆互言而不拘耳云云至于本論本節之義則新校正云先于九月迎取化源先寫腎之源蓋以水王十月故先于九月迎而取之寫水所以補火也

古人於夏必獨宿而淡味兢兢業業於愛護也保養金水二臟正嫌火土之旺爾

獨宿而淡味　禮記月令仲夏之月云君子齊戒處必掩身毋躁止聲色毋或進薄滋味毋致和節嗜欲定心氣　集註云齊戒以定其心掩蔽以防其身毋或輕躁於欲

動毋或御進於聲色薄其調和之滋味節兢
其諸葷之愛欲凢以定心氣而備陰疾也保
業書經臯陶謨云無教逸欲有邦兢兢業
業集傳云兢兢戒謹也業業危懼也
養入門云若夫病有服藥鍼灸不効者必其
不知保養之方古云與其病後善服藥莫
若病前善自防
內經曰冬不藏精者春必病溫十月屬亥十一
月屬子正火氣潛伏閉藏以養其本然之真而
為來春發生升動之本若於此時恣嗜欲以自

戕賊至春升發之際下無根本陽氣輕浮必有溫熱之病

内經曰素問金匱真言論云冬不按蹻春不鼽衄春不病頸項仲夏不病胸脇長夏不病洞泄寒中秋不病風瘧冬不病痺厥飧泄而汗出也夫精者身之本也故藏精者春不病溫○陰陽應象大論云冬傷於寒春必病溫 類註云愚按傷寒溫疫多起於冬不藏精及辛苦饑餓之人蓋冬不藏精則邪能深入而辛苦之人其身常煖其衣常薄煖時竅開薄時忍寒兼以饑餓勞倦致傷中氣則寒邪易入待春而發此所以大荒之後必有

大疲正爲此也云云

潛伏 詩小雅正月篇云潛雖伏矣亦孔之炤○易乾卦註云潛者隱伏之名也

戕賊 孟子告子上云將戕賊杞柳○歐陽子秋聲賦云念誰爲之戕賊○韻會戕字下云徐按左傳宣十八年邾人戕鄫子于鄫凡自虐其君曰弑自外曰戕○同賊字下左傳殺人不忌爲賊○于茲所謂戕賊者冬不藏精之義

根本 指眞陰也

夫夏月火土之旺冬月火氣之伏此論一年之虛耳若上弦前下弦後月廓月空亦爲一月之虛

一年之虛 靈樞歲露論云黃帝曰願聞三虛少師曰乘年之衰逢月之空失時之和

上弦下弦 釋名云弦月半之名也其形一旁曲一旁直若張弓施弦也○書言故事每月初八日為上弦月未圓二十三日為下弦月之又缺

月廓月空 素問八正神明論云月初生則血氣始精衛氣始行月廓滿則血氣實肌肉堅月廓空則肌肉減經絡虛衛氣去形獨居註證云月之四圍為郭猶城郭之郭○素問至真要大論云遇月之空次註云上弦前下弦後月輪中空也

大風大霧虹霓飛電暴寒暴熱日月薄蝕憂愁

忿怒驚恐悲哀醉飽勞倦謀慮勤動又皆爲一
日之虛若病患初退瘡痍正作尤不止於一日
之虛

大風釋名云風放也氣放散○莊　大霧説文
子云大塊噫氣其名曰風　云霧
者百邪之氣爲陰冒陽　虹霓釋名云虹攻也
本于地而行于天也　純陽攻陰氣也
又云螮蝀其見每於日在西而見於東啜飲
東方之水氣也見於西方曰升朝日始升而
出見也又曰美人陰陽不和婚姻錯亂淫風
流行男美於女女美於男恒相奔隨之時則

此氣盛故以盛時名之也霓齧也其體斷絕見於非時此灾氣也傷害於物如有所食齧也○圓機詩學天門叙事云凡虹雙出色鮮盛者為雄雄曰虹闇者為雌雌曰蜺○韻會云霓通作蜺

飛電　釋名云電殄也乍見則殄滅也

薄蝕　韻會云漢書日月薄蝕章昭曰氣往迫曰薄虧毀曰蝕又凡物侵蠹皆曰蝕○釋名云日月虧曰食稍稍侵虧如蟲食草木葉

瘡痍　韻會痍字下說文傷也通作夷左傳會軍吏察夷傷後漢書謂金瘡曰金夷○此言瘡痍者非言金瘡痍亦瘡也○慈幼論之中又曰瘡痍遍身由是觀之痍字無別意○千金方八十三卷云御女之法交會者當避丙丁日及弦望晦朔大風

大雨大霧大寒雷電霹靂天地晦冥日月薄蝕虹蜺地動若御女者則損人神不吉損男百倍令女有病有子必顛癡頑愚瘖瘂聾聵攣跛盲眇多病短壽不孝不仁

今人多有春末夏初患頭痛脚軟食少體熱仲景謂春夏劇秋冬差而脉弦大者正世俗所謂注夏病若犯此四者之虛似難免此

仲景謂　金匱要略上血痺虛勞第六云勞之為病其脉浮大手足煩春夏劇秋冬瘥陰寒精自出

注夏病　醫學綱目云注夏屬陰虛元氣不足補中益氣中去升柴

加炒黃栢○明醫雜著注夏病屬陰虛元氣不足宜補中益氣湯去柴胡升麻加炒黃栢芍藥挾痰者加半夏陳皮

夫當壯年便有老態仰事俯育一切隳壞興言至此深可驚懼

老態 韻府態字下短長肥瘦各有態又云李遵慤有婦人態○文選招魂篇注逸曰態姿也

仰事俯育 孟子梁惠王上云仰足以事父母俯足以畜妻子

一切 前漢書平帝紀師古註云一切者猶以刀切物取整齊不顧長短縱橫也

隳壞

韻會云集韻毀也又壞也前刑法 詩小
志法度墮師古曰卽墮字俗作隳 與言 雅小
明篇與言出宥註與起也○文選卷之四十
與言思慮敝俗者也○序例唐本草序云與
言撰
緝

古人謂不見所欲使心不亂夫以溢柔之盛於
體聲音之盛於耳顏色之盛於目馨香之盛於
鼻誰是鐵漢心不爲之動也

古人謂 老子經第三章云不見可欲使心不
亂○所欲之所字當作可字傳寫之

誤乎

溫柔之盛於體 此孟子之文法也○孟子梁惠王上云輕煖不足於體與抑爲采色不足視於目與聲音不足聽於耳與○文選曹子建求自試表云身被輕煖口厭百味註善云墨子云衣服之法冬則練帛之中足以爲輕且煖向云輕煖謂衣服鮮厚也○溫柔與輕煖同意○養生類纂云目愛彩色名曰伐性之斤耳樂淫聲名曰攻心之鼓口貪滋味命曰腐腸之藥鼻悅芳馨命曰燻喉之煙身安輦駕命曰召蹷之機

盛 入門作感 **鐵漢心** 韻府心字下宋廣平剛態毅狀疑其鐵心石腸又漢字下趙宋李道懿握兵江淮以人號鐵漢

善攝生者於此五箇月出居於外苟值一月之虛亦宜暫遠帷幕各自珍重保全天和期無負敬身之教幸甚

善攝生　老子第五十章云出生入死生之徒十有三死之徒十有三民之生動之死地亦十有三夫何故以其生生之厚蓋聞善攝生者陸行不遇兕虎入軍不被甲兵云云希逸註云此數語爲古今養生者學問之祖故老子於此說得亦鄭重生者我所以生也生生者我所以養其生也養其生而過於厚所以動即趍於死地此亦輕其身而後身存

無而後能有虧而後能盈損而後能益之意。説到此處不覺起箇蓋聞言我聞古之善養生者雖陸行於深山而不遇兕虎入於軍旅之中而不被兵甲惟其無心則物不能傷之兕所以不能觸虎所以不能害兵所以不能傷惟其無心故也

保全天和

素問五常政大論云必先歳氣無伐天和次註云引南北政之六脉而謂天和類註云五運有紀六氣有序四時有令陰陽有節皆歳氣也人紀應之以生長收藏即天和也○莊子知北遊篇云齧缺問道乎被衣被衣曰若正汝形一汝視天和將至希逸註云天和者元氣也忘其形體耳目則元氣全矣○醫綱作太和○易乾卦彖曰乾道變化各正性命保合

太和乃利貞本義云大和陰陽會合冲和之氣也各正者得於有生之初保合者全於已生之後此言乾道變化无所不利而萬物各得其性命以自全以釋利貞之義也

期

史記列傳四十三周文傳期爲不絜清正義云期猶常也

敬身

小學敬身第三曰孔子曰君子無不敬也敬身爲大身者親之枝也敢不敬與不能敬其身是傷其親是傷其親是傷其本傷其本枝從而亡

治病必求其本論

素問陰陽應象大論云治病必求於本類註云本致病之原也人之疾病或在表或在裏

或為寒或為熱或感於五運六氣或傷於藏府經絡皆不外陰陽一氣必有所本故或本於陰或本於陽病變雖多其本則一知病所從生知亂所由起而直取之是為得一之道譬之伐木而引其柢則千枝萬葉莫得不從矣倘但知見病治病而不求其致病之由則流散無窮此許學士所謂廣絡原野以冀人之獲誠哉或疎矣○褚氏遺書曰除疾之道極其候證詢其嗜好察致疾之由來觀時人之所患則窮其病之始終矣窮其病矣外病療內上病救下辨病藏虛實通病藏之母子相其老壯酌其淺深以制其劑而十全之上功至矣○直指方云治病活法雖貴於辨常病之證尤貴於問得病之因

病之有本猶草之有根也去葉不去根草猶在也治病猶去草病在臟而治腑病在表而攻裏非惟戕賊胃氣抑且資助病邪醫云乎哉

猶去草　左傳隱公六年傳云周任有言曰為國家者見惡如農夫之務去草焉芟夷蘊崇之絕其根本勿使能殖則善者信矣

抑　助語辭云有還是之意文公又有云反語之辭畧反上文之意

醫云乎哉　論語陽貨篇曰禮云禮云玉帛云乎哉樂云樂云鐘鼓云乎哉○助語辭云乎字多疑而未定之辭或為問語此乎歟邪三字有如

料人說話而質之者○又曰哉句絕而
有嗟歎之意○如此者不可云醫也

族叔祖年七十禀甚壯形甚瘦夏末患泄利至深秋百方不應予視之曰病雖久而神不悴小便澁少而不赤兩手脉俱澁而頗弦自言鬲微悶食亦减因悟曰此必多年沉積僻在胃腸詢其平生喜食何物曰我喜食鯉魚三年無一日缺予曰積痰在肺肺爲大腸之臟宜大腸之本

不固也

族叔祖 爾雅云父之從父昆弟爲從祖父父之從祖昆弟爲族父○又云兄之子弟之子相謂爲從父昆弟○許韻會云筆慎五經異義族者氏之別名也

稟 錦切徐曰公稟賜之也 永敬切 廣韻又與也增韻供也給也受也又受命曰稟○此言稟者謂其質也

泄利 纂要云仲景以瀉痢滯下爲同論治故歷代諸書或言滯下或言痢或言瀉痢二条名定例無歸也茲以下水谷者爲瀉下膿血者爲痢庶爲明白○利之字醫通作痢

脉與澀 一本作濇

鯉魚 本草綱目鯉魚氣味下云時珍曰按丹溪朱氏

言諸魚在水無一息之停皆能動風動火不
獨鯉也○孟詵曰天行病後下痢及宿癥不
可食 大腸 素問靈蘭秘典論云大腸者傳道之
官變化出焉註謹太腸主出糟粕故
為腸胃變
化之傳道
當與澄其源而流自清以茱萸陳皮青葱鹿首
根生薑煎濃湯和以沙糖飲一碗許自以指探
喉中至半時辰吐痰半升許如膠是夜減半次
早又飲又吐半升而利止又與平胃散加白朮

黄連旬日而安

澄其源 荀子云源清則流清源濁則流濁○後漢書李固傳云夫表曲者景必邪源清者流必潔

呉茱萸 本綱主治下別錄云利五藏去痰冷逆氣飲食不消心腹諸冷絞痛中惡心腹痛○孟詵云主痢止瀉厚腸胃肥健人○時珍云開鬱化滯

陳皮 本綱主治下本經云主胸中逆氣利水穀○甄權云清痰涎開胃主氣痢

鹿茸 醫綱十七註蔍茸一本作鹿月無考○醫療泄瀉門作鹿茸板○本綱濕草下敗醬釋名鹿首別錄主治下太明云血氣心腹痛破瘀血結○又東果類有麂目

生薑 本綱

主治下孟詵云散煩悶開胃氣汁作煎服下一切結實衝胸膈惡氣神驗

沙糖 本綱主治下大明云潤心肺大小腸熱

半時辰 楚辭天門集註云自子至亥十二辰也○左傳云日月所會是謂辰註云一歲日月十二會所會為辰○半時辰半時也辰亦時也○利止之利醫綱作痢

平胃散 入門釋方云胃中宿滯不化即痞滿䐜脹故用蒼陳厚朴苦以瀉之恐瀉太過又用甘草以和之平胃之義也

白朮 本綱主治下醫權云治心腹脹滿腹中冷痛胃虛下痢多年氣痢○同發明陸機曰脾惡濕濕勝則氣不得施化津何由生故曰膀胱者津液之府氣化則能出焉用白朮以除其濕則氣得

周流而津液生矣

黄連　本經主治下本經云腸澼腹痛下痛○別錄云主五藏冷熱久下洩澼濃血

旬　韻會云十日為旬徐曰周匝十日而言之也

東陽王仲延遇諸途來告曰我每食物必屈曲自膈而下且硬澀作微痛它無所苦此何病

東陽王仲延　東陽金華府七縣之一也王仲延無考

遇諸途　論語陽貨篇云孔子時其亡也往拜之遇諸塗○遇者不期而會也

屈曲　謂食物之結也

硬澀　澀滯之甚也○韻會云集韻硬堅也強也

它　韻會佗字下集韻非我也或作

佗史河濵書註他佗同渦作宅

脉之右甚濇而關尤沉左却和寸曰汗血在胃脘之口氣因鬱而爲痰此必食物所致明以告我彼亦不自覺寸又曰汝去臘食何物爲多曰我每日必早飲點剩酒兩三盞逼寒氣爲樂下方用韭汁半銀盞冷飲細呷之盡韭菜半斤而安已而果然

右甚澀左却和 愚按汗血在於胃口氣因鬱滯而爲痰故中和之氣不順宜澀脉之見也脉經云澀脉細而遲往來難且散或一止復來也左却和者病本食滯左者心肝腎所關非于此右關者脾胃之部位也

胃脘 脘音管胃府也

去臘 風俗通云臘者獵也因獵取獸以祭○說文云冬至後三戌爲臘○圓機活法韻學臘字下歲終祭衆神之名太寒後戌日爲臘即冬至後三戌是也

點刹酒 本綱韭下戴此論作剳刹酒○玉篇云剳都忝切鈌也刹丁臥切細切研也○點刹酒無考聊雖有愚意未得是正故不書于茲也

韭汁 本綱發明震亨曰韭世急能散胃口血滯也冷飲者

三十四

悲性辛熱故細呷本綱此論中已而果然史
熱因寒用作細細冷飲記
孔子世家云夏魯桓釐廟燔南宮敬叔救火
孔子在陳聞之曰災必於桓釐廟乎已而果
然○已而助語辭云其事如此了今如
此○果然者其事决定而言如此也
又一鄰人年三十餘性狡而躁素患下疳或
作或止夏初患自利膈上微悶醫與治中湯兩
貼昏悶若死片時而甦予脉之兩手皆濡重取
略弦似數予曰此下疳瘡之深重者

狡韻會云癲韻狂也○躁論語季氏篇云孔
詩經鄭風見狡童 子曰侍於君子有
三愆言未及之而言謂之躁大全汪氏曰未
可言而遽言是躁急而不遜○釋名躁燥也
物燥乃動
而飛揚

下疳瘡

入門陰瘡註云濕陰瘡由
腎虛風濕相搏邪氣乘之
瘙痒成瘡侵淫汁出狀如瘡癬如精瘡因久
曠房室思色動慾以致敗精流入莖內陰蝕
瘡因婦人子宮有敗精滯濁或月水不淨與
之交合房室後又未洗浴男子腎虛邪穢滯
氣遂令陰莖連睾丸腫痛小便如淋經久潰
爛侵蝕肌肉血出不止以成下疳瘡久不愈
必成楊梅瘡○回春云下疳者陰頭腫痛而
生瘡也厥陰肝經病也○自利者不自覺遍

利也治中湯類按作理中湯○治中湯者理中湯加青皮陳皮是也甦海篇直韻音蘇死而後生也韻文作蘇俗作甦濇精血不足故也弦而數肝經之陰火亢故也

與當歸龍會丸去麝四貼而利減又與小柴胡去半夏加黃連芍藥川芎生薑煎五六貼而安彼二人者俱是濇脉或弦或不弦而治法迥別不求其本何以議藥

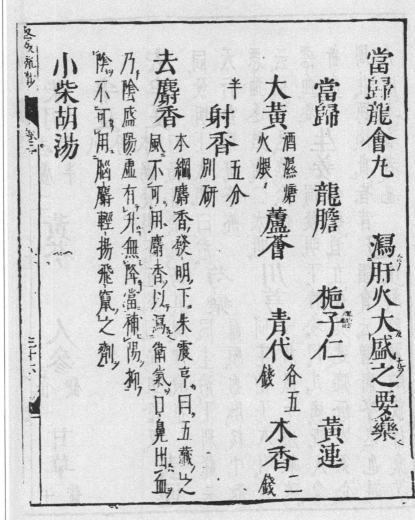

當歸龍會丸　瀉肝火大盛之要藥

當歸　龍膽　梔子仁　黃連

大黃酒濕煻火煨　蘆薈　青代各五錢　木香二錢半　射香五分別研

去麝香　本綱麝香發明下朱震亨曰，五藏之風不可用麝香以瀉衛氣，口鼻出血乃陰盛陽虛有升無降，當補陽抑陰，不可用腦麝輕揚飛竄之劑。

小柴胡湯

柴胡去蘆二錢半　黃芩　人參各一錢　甘草半錢

半夏八分

去半夏　本綱發明下元素曰諸血證及口渴者禁用爲其燥津液也

黃連　同發明下大明曰治天行熱病并瘡疥

芍藥　同主治下別錄云通順血脈緩中散惡血逐賊血◯太明云補勞退熱除煩

川芎　同主治下大明云一切風一切氣破惡血養新血

生姜　同發明下時珍曰凡病痔人多食薑酒立發甚速癰瘡人多食則生惡肉此皆昔人所未言者也

迥　韻會云增韻寥遠也迥作洞詩洞酌彼行潦說

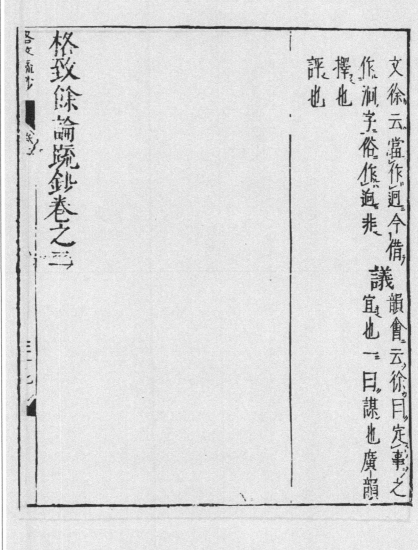

文徐云當作迴今借作洞字俗作迴非

議 韻會云徐曰定事之宜也一曰謀也廣韻擇也評也

格致餘論疏鈔卷之三

格致餘論疏鈔卷之三

濇脉論

素問脉要精微論次註云濇脉者往來時不利而蹇濇也◎脉訣刊誤集解云濇者澁也與滑相反如刀刮竹皮澁又如雨沾沙沙不聚之物雨雖沾之其体細而亦散云云

人一呼脉行三寸一吸脉行三寸呼吸定息脉行六寸一晝一夜一萬三千五百息脉行八百一十丈此平人血氣運行之定數也

難經一難曰人一呼脉行三寸一吸脉行三寸呼吸定息脉行六寸人一日一夜凡一萬三千五百息脉行五十度周於身○靈樞五十營篇云人一呼脉再動氣行三寸一吸脉亦再動氣行三寸呼吸定息氣行六寸十息氣行六尺云云一萬三千五百息氣行五十營於身水下百刻日行二十八宿漏水皆盡脉終矣所謂交通者并行一數也故五十營備得盡天地之壽矣

凡行八百一十丈也

呼吸定息難經本義云呼者氣之出陽也吸者氣之入陰也人一呼一吸為一息

平人素問平人氣象論云黃帝問曰平人何如岐伯對曰人一呼脉再動一吸

脉亦再動呼吸定息脉五動閏以太息命曰
平人平人者不病也常以不病調病者醫不
病故爲病人平息以調之爲法次
註云平人謂氣候平調之人也
醫者欲知血氣之病與不病非切脉不足以得
之脉之狀不一載於脉經者二十有四浮沉芤
滑實弦緊洪微緩濇遲伏濡弱數細動虚促結
代革散其狀大率多兼見人之爲病有四曰寒
曰熱曰實曰虚故學脉者亦必以浮沉遲數爲

之綱以察病情此不易之論也

切脉 素問脉要精微論云切脉動靜次註云切謂以指切近於脉也 類註云切者以指按索之謂

脉經 宋校定脉經進呈劄子 一首 臣 等奉詔典校古醫經方書所校讎中脉經一部乃王叔和之所撰集也叔和西晉高平人性度沉靖尤好著述博通經方精意診處洞識脩養之道其行事具唐甘伯宗名醫傳中 臣 等觀其書叙陰陽表裏辨三部九候分人迎氣口神門條十二經二十四氣奇經八脉以舉五藏六腑三焦四時之疴若網在綱有條而不紊使人占外以知內視死而別生為至詳悉

浮 脉經卷之一二云

浮脉舉之有餘按之不足浮於手下

沉 沉脉舉之不足按之有餘一云乃得重按

芤 芤脉浮大而軟按之中央空兩邊實一曰手中無兩傍有○脉訣刋誤集解云芤草名其巢類葱中心虚空故以指按芤草巢喩失血之脉芤之名不見於內經只曰安臥脉盛謂之脫血到仲景傷寒論曰脉弦而大弦則為減大則為芤減則為寒芤則為虚寒虚相搏此名為革亦未嘗以芤為定名但附見於革至王叔和始立芤脉

滑 滑脉往來前却流利展轉替替然與數相似一曰浮中如有力一曰漉漉如欲脫○刋誤一云往來前却流利展轉替替然與數相似應指圓滑云云珠同集解云脉經曰輕手得之為浮滑重手得之為沉滑其象往來流利應指圓滑若珠之隱指

實 實脉大而

長微強按之隱指愊愊然浮一曰沉背得

弦

弦脉舉之無有按之如弓弦狀一曰如張弓弦按之不移也

緊

緊脉數如切繩狀一曰如轉索之無常（刊誤云往來有力左右彈人手）同集解云內經難經未言緊也內經曰急不曰緊曰來而左右彈人手有緊脉之狀未有緊脉之名至仲景曰緊者如轉索無常至王叔和脉經則又謂如切繩狀故愚合三書所論形容之在左右彈人手者緊脉來之狀左右彈人手也轉索無常者索之轉動不常在一處或緊轉在左或緊轉在右此舉指而得緊脉之狀也切繩狀者繩以兩股二股糾合爲微纏又以物切之其展轉之緊得之扵按指而見以指按脉猶如切繩合此三者論之方備

洪

洪脉極大在指下一曰

浮大而○刊誤集解云極大在指下者指下前
後左右四旁脈來皆盛大滿指是言本体之
形大
微 微脉極細而軟或欲絶若有若無一曰
也 小也一曰手下快一曰浮○刊誤曰
而薄一曰按之如欲盡
欲絶
非絶集解云若有若無欲絶非絶所以形容
微之不可見按之如欲盡謂必輕手診則可
見重手按則欲盡而無也微與濡弱相類極
軟而浮細曰濡極軟而沉細曰弱極細而軟
無浮沉之別
緩 緩脉去來亦遲小駛
於遲一曰浮大而軟
陰浮與陽同等
濇 濇脉細而
者微脉也
遲往來難且散或一止 遲脉呼吸三至去
一曰浮而短一曰
短而止或曰散也
遲 來極遲不足一曰舉之
一曰按之
復來
盡牢按之一 伏脉極重指按之著骨乃得手下
日按之盡牢舉
盡牢
之無有
伏 裁動一月按之不足舉之無
有一日關上沉不出名曰伏○刊

誤集解云伏脈初下指輕按不見次尋之中部又不見次重手極按又無其象直待以指推其筋於外而診乃見蓋脈行筋下也若如常診不推筋以求則無所見昧者以為脈絶也

濡

音軟傷寒論卷之一云陽脈浮大而濡 音釋云音軟柔也○脈經作軟脈軟脈極軟而浮細一曰按之無有舉之有餘一曰小而軟亦作濡曰濡者如帛衣在水中輕手相得○刊誤集解云按之無有舉之則浮細小而軟必輕手乃可得脈經曰如綿衣在水中綿浸在水麁浮見於水面若用指按之則隨手而軟散不與手應此濡脈之狀也

弱

弱脈極軟而沉細按之欲絶指下一曰按之乃得舉之無有○刊誤集解云弱者扶持不起之狀不能起伏不任尋按大体與濡相類濡脈

細軟而浮弱脉則細軟而沉以此別之病久後見此脉爲順平人強人見之爲損爲危

數 數脉去來促急一曰一息六七至一曰數者進之名

細 細脉小大於微常有直細耳

動 動脉見於關上無頭尾大如豆厥厥然動搖傷寒論云陰陽相搏名曰動陽動則汗出陰動則發熱形冷惡寒數脉見於關上上下無頭尾如豆大厥厥動搖者名曰動○刊誤集解云仲景曰動搖若數脉見於關上上下無頭尾如豆大厥厥動搖王氏脉經依仲景云而去若數脉及上下五字止云見於關上無頭尾如豆大厥厥動搖夫動必因數而後見此五字卒不可除也

虛 虛脉遲大而軟按之不足隱指豁豁然空

促 促脉來去數時一止復來○刊誤集解云促脉尺微關細寸口獨實而滑數并居於

上或來去數時一止復來蔡氏曰促脈雖盛疾必時一止復來者如趣之蹶也故徐疾不常

結

結脈徃來緩時一止復來按之來緩時一止者名結陽初來動止更來小數不能自還舉之則動名結陰

代

代脈來數中止不能自還因而復動脈結者生代者死〇刊誤集解云仲景曰傷寒脈結代心動悸者甘草湯主之皆不以代爲死脈也王氏脈經始曰脈結者生代者死仲景言結代脈曰脈按之來緩時一止復來名曰結又脈來動而中止更來小數中有還者反動名曰結陰也脈來動而中止不能自還因而復動名曰代陰也得此脈者必難治王氏脈經述之而與仲景本文有差仲景兩明結脈總曰陰也脈經分前一論來緩時一止名曰結陽多

添一陽字於後一論中有還者反動改作不能自還舉之則動却依本文曰結陰也以前爲結陽則脉緩非陽也以後爲結陰則脉數乃陽也且不能自還與代脉同何以爲結脉且結代動而中止皆同自還爲結不能自還爲代正以分二脉之異○靈樞根結篇云五十動而不一代者五藏皆受氣 類註云代更代之義謂於平脉之中而忽見耎弱或乍數乍踈或斷而復起蓋其藏有所損則氣有所虧故變易若此均名爲代若五十動而不一代者五藏受氣皆足乃爲和平之脉愚按代脉之義自仲景叔和俱云動而中止不能自還因而復動脉代者死又曰脉五來一止不復增減者死經名曰代脉七來是人一息半

時不復增減亦名曰代正死不疑故王太僕
之釋代脈亦云動而中止不能自還也自後
滑伯仁因而述之曰動而中止不能自還因
而復動由是復止尋之良久乃復强起爲代
故後世以結促代並言均目之爲止脈豈足
以盡其義哉夫緩而一止爲結數而一止爲
促其至則或三或五或七八至不等然皆至
數分明起止有力所主之病有因氣逆痰壅
而爲間阻者有因血氣虛脫而爲斷續者有
因生平禀賦多滯而脈道不流利者此自結
促之謂也至於代脈之辨則有不同如宣明
五氣篇曰脾脈代邪氣藏府病形篇曰黃者
其脈代皆言藏氣之常候非謂代爲止也又
平人氣象論曰長夏胃微耎弱曰平但代無

曾曰死者乃言胃氣去而眞藏見者死亦非謂代爲止也由此觀之則代本不一各有深義如五十動而不一代者乃至數之代即本篇之所云者是也若脈本平匀而忽强忽弱者乃形體之代即平人氣象論所云者是也又若脾主四季而隨時更代者乃氣候之代即宣明五氣等篇所云者是也凡脈無定候更變不常均謂之代但當各因其變而察其情庶得其妙設不明此非惟失經旨之大義即於脈象之吉凶皆茫然莫知所辨矣又烏足以言診哉

革

革脈有似沉伏實大而長微弦千金翼以革爲牢○刊誤集解云滿指洪盛曰實過乎本位曰長緊而直曰弦兼是數者爲革脈黎氏曰牢者堅也固結之象氣之鬱結

故如此柳氏曰牢實不轉移主有積聚主疼痛不移其處得此一脉病邪牢堅其病難愈沉氏曰陰陽革杳其氣沉伏在下固結不移其氣欲上出而不得故曰革也今按古今多以革與牢混論素問云渾渾革至如湧泉綿綿其去如弦絶死曰革至如湧泉流出之甚也綿綿其去流而不返義如弦絶者若弓弦琴瑟弦斷絶不可再續義故云死王貺曰革脉渾渾如湧泉謂出而不返也爲陰氣革陽又爲溢脉盖自尺而出上於魚際離經無根本又有覆脉自寸口下退過而入尺皆必死此等脉見于兩手或一手難以逐部求或曰牢脉即黄帝之所謂革脉千金翼亦以革爲牢是以革牢同一義然内經渾渾革至如湧

泉則此革不與脉經沉伏之革同矣然革牢
兩義也難經曰牢而長者肝也牢陰長陽因
沉而得爲肝之平脉又曰脉之虚實濡者爲
虚緊牢者爲實以邪氣甚爲實也此牢也仲
景曰脉弦而大弦則爲減大則爲芤減則爲
寒芤則爲虚寒虚相搏此名爲革婦人則半
産漏下男子則亡血失精此革也或又曰如
按皷皮皷皮可以言革而於實大弦長難以
取象脉經曰三部脉革長病得之死卒病得
之生兼病以斷也難經曰病若吐血復鼽衄
者脉當沉細反得浮大而牢者死脉病相違
也仲景曰寒則牢堅脉書往往以革牢爲一
有牢則無革有革則無牢究而言之諸書所
謂牢者堅也堅牢爲實仲景所謂革者虚寒

相搏也脉形脉理二者不同不可混也因牢
論革及此若内經渾渾革至
云者又別作一様看可也

散 散脉大而散散者氣實血
虛有表無裏○又曰浮與芤相類與洪相類弦與
緊相類革與實相類與實相類千金翼云牢滑與數相
類緩與遲相類

兼見 難經四難云脉有一陰一陽一陰二陽一陰三陽有一陽一陰
一陽二陰一陽三陰如此之言寸口有六脉
俱動邪然此言者非有六脉俱動也謂浮沉
長短滑濇也浮者陽也滑者陽也長者陽也
沉者陰也短者陰也濇者陰也所謂一陰一
陽者謂脉來沉而滑也一陰二陽者謂脉來
沉滑而長也一陰三陽者謂脉來浮滑而長
時一沉也所言一陽一陰者謂脉來浮而濇

也一陽二陰者謂脉來長而沉濇也一陽二陰者謂脉來沉濇而短時一浮也本義云又設問答以明陰陽脉見三部者不單至也惟其不單至故有此六脉相兼而見

浮沉遲數

脉訣刊誤云三因方云傳則二十四字不濫絲毫約則浮沉遲數總括綱紀故知浮爲風爲虛沉爲濕爲實遲爲寒爲冷數爲熱爲燥風燥寒熱屬外虛實冷燥屬內內外既分三因類別云云（靈樞邪氣藏府病形篇云黃帝曰色脉已定別之奈何岐伯曰謂其脉之緩急小大滑濇而病變定矣　類註云愚按此節以緩急大小滑濇而定病變謂可總諸脉之綱領也然五藏生成篇則曰小大滑濇浮沉及後世之有不同者如難經

則曰浮沈長短滑濇仲景則曰脉有弦緊浮
沈滑濇此六者名爲殘賊能爲諸脉作病也
滑伯仁曰大抵提綱之要不出浮沈遲數滑
濇之六脉也所謂不出乎六者以其足統夫
表裏陰陽虚實冷熱風寒濕燥藏府血氣之
病也浮爲陽爲表診爲風爲虚沈爲陰爲裏
診爲濕爲實遲爲在藏爲寒爲冷數爲在府
爲熱爲燥滑爲血有餘濇爲氣獨滯此諸說
者詞雖稍異義實相通若以愚見言之蓋總
不出乎表裏寒熱虚實六者之辨而已如其
浮爲在表則散大而芤可類也沈爲在裏則
細小而伏可類也遲者爲寒則徐緩濇結之
屬可類也數者爲熱則洪滑疾促之屬可類
也虚者爲不足則短濡微弱之屬可類也實

者爲有餘則弦緊動革之屬可類也此其大槩皆亦人所易知者然即此六者之中而復有大相懸絶之要則人多不能識也夫浮爲表矣而凡陰虚者脉必浮而無力是浮不可以槩言表可升散乎沉爲裏矣而凡表邪初感之甚者陰寒束於皮毛陽氣不能外達則脉必先見沉緊是沉不可以槩言裏可攻内乎遲爲寒矣而傷寒初退餘熱未清脉多遲滑是遲不可以槩言寒可溫中乎數爲熱矣而凡虚損之候陰陽俱虧氣血敗亂者脉必急數愈數者愈虚愈虚者愈數是數不可以槩言熱可寒涼乎微細類虚矣而痛極壅閉者脉多伏匿是伏不可以槩言虚可驟補乎洪弦類實矣而眞陰大虧者必關格倍常是

弦不可以槩言實可消伐乎夫如是者是於綱領之中而後有大綱領者存焉設不能以四診相參而欲孟浪任意則未有不殺人於反掌間者此脉道之所以難言毫釐不可不辨也爲之綱（太學太全新安陳氏曰綱以太綱言如網之有綱綱擧則目張）脉濇之見固多虛寒亦有痼熱爲病者醫於指下見有不足之氣象便以爲虛或以爲寒孟浪與藥無非熱補輕病爲重重病爲死者多矣痼熱（奇效良方云痼者爲年久長固者也河間集積熱沉寒論云人之所藉以生）

者氣也氣者何陰陽是也夫陰與陽可以和而平可以乖而否善攝與否吉凶於是乎岐之夫惟攝之不能以皆善也故偏寒偏熱之病始莫逃於乖否之餘矣雖然寒也熱也苟未至於甚粗工爲之而不難設熱積而寒沉良工猶弗能以爲計況其下乎柰之何俗尚顓蒙恪持方藥愈投愈盛迷不之反豈知端本澄原中含至理執其樞要衆妙俱呈

孟浪

莊子齊物論云夫子以爲孟浪之言希逸註云孟浪不著實也莊子翼云孟浪向音漫瀾無所趣舍之謂號云孟浪猶率畧也○書言故事云作事輕卒曰孟浪○醫統異醫通考下云夫用藥如用刑誤即便萬死生然刑有司鞫成然後議定議定然後書罪蓋人命一死不可復

生故須如此詳謹用藥亦然今醫者至病家便以所見用藥若高醫識病知脉藥相當如此即應手作效或庸下之流孟浪亂施湯劑逡巡便至危殆如此殺人何太容易良醫病家不善擇醫平日未嘗留心於醫術也可不愼哉

何者人之所藉以爲生者血與氣也或因憂鬱或因厚味或因無汗或因補劑氣騰血沸淸化爲濁老痰宿飲膠固雜糅脉道阻澁不能自行亦見濇狀若重取至骨來似有力且帶數以意

參之於證驗之形氣，但有熱證，當作痼熱可也。

此論爲初學者發，圓機之士，必以爲贅。

血與氣 直指方云：人之一身所以得全其性命者，氣與血也。蓋氣取諸陽，血取諸陰，人生之初，具此陰陽，則亦具此血氣。血氣者此人身之根本乎。○因憂鬱者，前篇所謂王仲延之類。○因厚味者，族叔祖之類。○因無汗者，氣血凝滯故也。○因補劑者，用治中湯之類。

老痰宿飲 老宿者共久積之意。○痰者字書从疒从炎，如煉膏。○攷素問評熱病論云：欬出青黃涕，其狀如膿，是則後世之所謂痰者也。○飲者素問運氣之

諸篇有飲發及飲發於中之**膠固** 文選五十
語又金匱要略出四飲之名 四陸子衡
五等諸侯論云群下知膠固義註同吳
云翰曰膠固謂如膠漆之堅固也 **雜糅** 都賦
云榮色雜糅　向　云糅雜彩色○前
漢書劉向傳邪正雜糅忠佞並進 **圓機之士**
文中子卷之四云安得圓機之士與之
共言九流哉註云圓無執張機發必中 **爲贅**
莊子太宗師云彼以生爲附贅懸疣以死爲
決疣潰癰○楊子問道篇云　云爲附贅註云
贅於物也○畢
竟無用之義也
東陽吳子方年五十形肥味厚且多憂怒脉常

沉濇自春來得痰氣病醫認爲虛寒率與燥熱香竄之劑至四月間兩足弱氣上衝飲食減召我治之予曰此熱鬱而脾虛痿厥之證作矣形肥而脈沉未是死證但藥邪太盛當此火旺實難求生且與竹瀝下白术膏盡二斤氣降食進一月後大汗而死書此以爲諸醫覆轍戒云

痿厥素問陰陽別論云云爲痿厥喘痟類註云足膝無力曰痿逆冷曰厥又痿論類

註瘵者瘵羸無力舉動不能也

形肥而脉沉 脉經云凡診脉當視其人大小長短及性氣緩急脉之遲速大小長短皆如其人形性者則吉反之者則爲逆也脉三部大都欲等千金翼云人大而脉細人細而脉大人樂而脉實人苦而脉虛性急而脉緩性緩而脉躁人壯而脉細人羸而脉大此皆爲逆逆則難治反之爲順順則易治肥人脉沉瘦人脉浮

竹瀝 本經竹瀝發明震亨曰竹瀝消痰非助以薑汁不能行本草言其太寒似與石膏黄芩同類而世俗因其太寒二字棄而不用經云陰虛則發熱竹瀝味甘性緩能除陰虛之有大熱者寒而能補與薯蕷寒補義同太寒言其功非獨言其氣也世人食筍自幼至老未有因其寒而病者瀝即筍之液也又假於火而成何寒如此之甚耶

但能食者用荊瀝不能食者用竹瀝時珍曰竹瀝性寒而滑大抵因風火燥熱而有痰者宜之若寒濕胃虛腸滑之人服之則反傷腸胃笋性滑利多食瀉人僧家謂之刮腸箆即此義也丹溪朱氏謂大寒言其功不言其氣殊悖于理謂大寒爲氣何害于功淮南子云槁竹有火不鑽不然今猶僚人以乾竹片相戛取火則竹性雖寒亦未必大寒也神仙傳云姜公服竹汁餌桂得長生蓋竹汁性寒以桂濟之亦與用薑汁佐竹瀝之意相同淡竹今人呼爲水竹有大小二種此竹汁多而甘沉存中言苦竹之外皆爲淡竹誤也

白朮膏 本綱附方云白朮十斤切片入瓦鍋內水淹過二寸文武火煎至一半傾

汁八器内以渣再煎如此三次乃取前後汁同熬成膏入器中一夜傾去上面清水收之

覆轍戒

書言故事云覆音幅車音居之戒鑒前代事曰覆車之戒賈誼策前車覆後車戒秦世所以亟絶者其轍迹可見然而不避是後車又將覆也

養老論

禮記内則云曾子曰孝子之養老也樂其心不違其志樂其耳目安其寝處以其飲食忠養之孝子之身終身也者非終父母之身終其身也是故父母之所愛亦愛之父母之所敬亦敬之集説云樂其心喻父母於道也不違其志能養志也飲食忠養以下是於父

毋之身也愛所愛敬所敬則終孝子之身也○古今醫統八十六云常見世人治年高之人疾患將同年少亂投湯藥妄行針灸以攻其疾務欲速愈殊不知上壽之人血氣已衰精神減耗危若風燭百病易攻至於視聽不至聰明手足舉動不隨其身體勞倦頭目昏眩風氣不順宿疾時發或秘或泄或冷或熱此皆老人之常態也不順治之緊用針藥務求痊瘥往往因此多致危殆且攻病之藥或吐或汗或解或利緣衰老之人不同年少真氣壯盛雖汗吐轉利未至危困其衰弱之人若汗之則陽氣泄吐之則胃氣逆瀉之陽氣脫立致不虞此養老之大忌也

人生至六十七十以後精血俱耗平居無事已有熱證何者頭昏目眵肌痒溺數鼻涕牙落涎多寐少足弱耳聵健忘眩運腸燥面垢髮脫眼花久坐兀睡未風先寒食則易飢咲則有淚但是老境無不有此

人生至六十七十靈樞天年篇云黃帝曰其氣之盛衰以至其死可得聞乎岐伯曰人生十歲五藏始定血氣已通其氣在下故好走二十歲血氣始盛肌肉方

長故好趨三十歲五藏大定肌肉堅固血脉盛滿故好步四十歲五藏六府十二經脉皆大盛以平定腠理始疎榮華頽落髮頗班白平盛不搖故好坐五十歲肝氣始衰肝葉始薄膽汁始減目始不明六十歲心氣始衰苦憂悲血氣懈惰故好臥七十歲脾氣虚皮膚枯八十歲肺氣衰魄離故言善悞九十歲腎氣焦四藏經脉空虚百歲五藏皆虚神氣皆去形骸獨居而終矣 類註云此與上古天真論女盡七七男盡八八互相發明彼以七八言者言陰陽之限數此以千言者言人生之全數云云○素問陰陽應象大論云年五十體重耳目不聰明矣年六十陰痿氣大衰九竅不利下虚上實涕泣俱出矣

頭昏

目眵 精血耗散下虛上實故也 **肌痒** 難經四十八難云診之虛實者濡者為虛牢者為實癢者為虛痛者為實云云〇醫綱卷之十二云經曰諸痒為虛血不榮肌腠所以癢也當以滋補藥以養陰血血和肌潤痒自不作矣 **寐少** 靈樞營衛生會篇云黃帝曰老人之不夜瞑者何氣使然岐伯荅曰壯者之氣血盛其肌肉滑氣道通營衛之行不失其常故晝精而夜瞑老者之氣血衰其肌肉枯氣道濇五藏之氣相搏其營氣衰少而衛氣內伐故晝不精夜不瞑〇難經四十六難云老人血氣衰肌肉不滑營衛之道濇故晝日不能精夜不得寐也故知老人不得寐也 **健忘** 靈樞大惑論云人之善忘

者何氣使然岐伯曰上氣不足下氣有餘腸胃實而心肺虛虛則營衛留於下久之不以時上故善忘也　類註云下氣有餘對上氣不足而言非謂下之真實也心肺虛於上營衛留於下則神氣不能相周故爲善忘陽衰於上之兆也

眩運　丹溪心法云眩者言其黑運言其轉○萬病回春云眩者眼黑也運者頭旋也（靈樞口問篇云上氣不足目爲之眩

腸燥　氣血其衰津液耗散故也

面垢　愚按邪氣藏府病形篇云十二經脈三百六十五絡其血氣皆上於面而走空竅蓋面色以光澤爲常也老人者精血耗散心胃不足是則所以其血氣上於面不能榮養之也

眼花　眼者精神之所會今

以老衰故也○傷寒論卷之七云熱上衝胸頭重不欲舉眼中生花○杜工部飲中八仙歌云知章騎馬似乘船眼花落井水底眠

兀聵 神氣不足○韻府東坡云苟無百篇詩何以醒兀兀○韻會云兀五忽切兀兀不動貌

未風先寒 衛氣不足

食則易飢 津液少而胃中乾燥故也

咲則有淚 徐春甫云啼號無淚笑如雨流○靈樞口問篇云黃帝曰人之哀而泣涕出者何氣使然岐伯曰心者五藏六府之主也目者宗脈所聚也上液之道也口鼻者氣之門戶也故悲哀愁憂則心動心動則五藏六府皆搖搖則宗脈感宗脈感則液道開液道開故涕泣出焉

老境 山谷詩江湖搖

歸心毛髮

侵老境

或曰局方烏附丹劑多與老人爲宜豈非以其年老氣弱下虛理宜溫補今子皆以爲熱烏附丹劑將不可施之老人耶

烏附

本綱釋名云時珍云初種爲烏頭象烏之頭也附烏頭而生者爲附子如子附母也烏頭如芋魁附子如芋子蓋一物也別有草烏頭白附子故俗呼此爲黑附子川烏頭以别之○烏頭主治好古云補命門不足肝風虛時珍云助陽退陰功同附子而稍緩

○附子主治元素云溫暖脾胃除脾濕腎寒補下焦之陽虛李杲云除臟府沉寒三陽厥逆濕淫腹痛胃寒蚘動治經閉補虛散壅○發明云王好古曰烏附非身涼而四肢厥者不可僭用服附子以補火必妨涸水時珍曰烏附毒藥非危病不用而補藥中少加引導其功甚捷有人纔服錢匕即發燥不堪而昔人補劑用爲常藥古今運氣不同耶

丹劑

本綱丹砂釋名時珍云丹乃石名其字從井中一點象丹在井之形○劑韻會云說文齊也从刀从齊

廣韻分劑又藥劑

余曉之曰奚止烏附丹劑不可妄用至於好酒

膩肉濕麪油汁燒炙煨炒辛辣甜滑皆在所忌

好酒　本綱釋名云酒之清者曰釀濁者曰盎
厚曰醇薄曰醨○好酒與醇酒同○發
明弘景曰其性熱獨冠群物人飲
多則體弊神昏是其有毒故也　膩肉　鳥獸魚肉
之類　濕麪　劉熙釋名云餅并也溲麪使合并也
蒸餅湯餅蝎餅髓餅金餅索餅之屬
皆隨形而名也○本綱麪下大明曰性壅
熱小動風氣思邈曰多食長宿澼云云　油
本綱發明震亨曰香油乃炒熟脂麻所出
汁　食之美且不致疾若煎煉過與火無異矣
燒炙煨炒　炙者用炭火炙冷香熟得宜○煨
者在於灰火中或用麪裹或以濕

紙重裹炮○炒者以鍋内令香脆得宜

或曰子何愚之甚耶甘旨養老經訓具在爲子爲婦甘旨不及孝道便斷而吾子之言若是其將有説以通之乎願聞其畧

甘旨 孝經注旨亦美也○論語陽貨注旨亦甘也 經訓 禮記内則云由命士已上父子皆異宮昧爽而朝慈以旨甘日出而退各從其事日入而夕慈以旨甘注云慈愛也謂愛敬其親故以旨甘之味致其愛 吾子 文選東都賦云吾子曾不是睹善注

云 義禮曰顧吾子教之鄭玄曰吾子大槩
相親之辭也吾我也子男子美稱 略之義

予愀然應之曰正所謂道並行而不悖者請詳
言之古者井田之法行鄉閭之教興人知禮讓
比屋可封肉食不及幼壯五十纔方食肉強壯
恣饕比及五十疾已蜂起氣耗血竭筋柔骨痿
腸胃壅閼涎沫充溢而況人身之陰難成易虧
六七十後陰不足以配陽孤陽幾欲飛越因天

生胃氣尙爾留連又藉水穀之陰故羈縻而定耳

愀然 前漢書司馬相如傳二子愀然改容註師古云愀變色貌

道並行 中庸云萬物並育不相害道並行而不相悖註悖猶背也○四書通義云道體則一而人之所見詳略不同但於本體不差則並行不悖○論語泰伯篇三以天下讓大全云大王見商政日衰是以有翦商之志泰伯惟知君臣之義截然不可犯是以不從二者各行其心之所安聖人未嘗說下邊不是泰伯之心即夷齊扣馬之心天地之常經也大王之心即武

王畫律之心古今之通義也千二一者井田車
中須見得道並行而不相悖乃善物
紀原卷之一云通典曰黃帝始經土設井以
塞諍端立步制畝以防不足使八家爲井井
開四道此井田之原也其法肇於
黃帝成於大禹備於周壞於秦也鄉閭之教
與禮記學記云玉不琢不成器人不學不知
道是故古之王者建國君民教學爲先註
云古者二十五家爲閭同在一巷巷首有門
門側有塾民在家者朝夕受教於塾也五百
家爲黨黨之學曰庠教閭塾所升之人也萬
二千五百家爲州州之學曰序序則教黨學
所升之人天子所都及諸侯國中之學謂之
國學以教元子衆子及卿大夫士之子與所

并俟湛之士焉〇周禮云二十五家爲閭四閭爲族五百家爲黨二千五百家爲州一萬二千五百家爲鄉 **禮讓** 論語里仁篇云能以禮讓爲國乎何有註云讓者禮之實也大全云王氏云讓以心言故曰禮之實 **比屋可封** 漢書王莽傳云莽乃上奏曰明聖之世國多賢人故唐虞之時可比屋而封 **強壯恣饕** 醫綱云當時人血氣和知筋骨堅凝腸胃清厚其吉養老何用致病今則不然幼少食肉強壯恣饕云云 **比及五十** 論語先進篇云由也爲之比及三年可使民有勇且知方 **壅閼** 前漢書朝鮮傳擁閼不通〇漢中山靖王傳令臣壅閼不得聞師古曰雍讀曰壅雍塞也

關猶止也。

飛越 文選三十四枚叔曰精神越發百病咸生註云呂氏春秋曰精神勞則越高誘云越散也。

天生胃氣 五藏別論云夫胃大腸小腸三焦膀胱此五者天氣之所生也其氣象天故寫而不藏。

留連 韻府云王粲詩晉祠賦詩曰日落應歸去魚鳥見留連。

羈縻 史記孝武本紀給羈縻弗絕又司馬相如傳云蓋聞天子之於夷狄也其義羈縻勿絕而已索隱曰案羈馬絡頭也縻牛制也漢官儀曰馬曰羈牛曰縻言制四夷如牛馬之受羈縻也

所陳前證皆是血少內經曰腎惡燥烏附丹劑

非燥而何夫血少之人若防風半夏蒼朮香附
但是燥劑且不敢多況烏附丹劑乎
内經 素問宣明五氣篇云腎惡燥 類註云
腎屬水而藏精燥勝則傷精故惡燥 **防
風** 本綱主治元素云治上焦風邪瀉
肺實散頭目中滯氣經絡中留濕 **半夏** 本綱
發明丹溪言夫二陳内有半夏其性燥烈若
風痰寒痰濕痰食痰則相宜至于勞痰失血
諸痰用之反能燥血 本綱氣味下時珍
液而加病不可不知 **蒼朮** 云赤朮甘而辛烈
性溫 本綱發明時珍曰香附之氣平而
而燥 **香附** 不寒香而能竄其味多辛能散 云
云

或者又曰一部局方悉是溫熱養陽吾子之言無乃繆妄乎予曰局方用燥劑爲劫濕病也濕得燥則豁然而收局方用煖劑爲劫虛病也補腎不如補脾脾得溫則易化而食味進下雖暫虛亦可少回內經治法亦許用劫正是此意蓋爲質厚病淺者設此亦儒者用權之意若以爲經常之法豈不大悮

無乃 論語雍也篇云居簡而行簡無乃太簡乎

劫 素問至真要大論類註云劫之奪其強盛也○考劫喫先下云劫者曹沫劫盟之劫取之不以正也

豁然 韻會云豁流通也高祖豁達大度意豁如也

補腎不如補脾 濟世全書云古人曰補腎不如補脾余曰補脾不如補腎腎氣若壯丹田火上蒸脾土脾土溫暖中焦自治則能進食也

儒者用權 孟子離婁上云男女授受不親禮也嫂溺援之以手者權也○性理字義云權字乃就秤錘上取義秤錘之為物能權輕重以取平故名之曰權權者變也在衡有星兩之不齊權便移來移去隨物以取平亦猶人之用權度揣度事

物以取其中相似權只是時措之宜君子而時中時中便是權天地之常經是經古今之通義是權。

彼老年之人質雖厚此時亦近乎薄病雖淺其本亦易以撥而可以刼藥取速效乎若夫形肥者血少形瘦者氣實間或有可用刼藥者設或失手何以取救吾寧稍遲計出萬全豈不美乎烏附丹劑其不可輕餌也明矣至於飲食尤當

謹節

易以撥詩小雅蕩之篇云枝葉未有害本實先撥註云撥猶絶○增韻云發揚貌

肥者血少醫林醫綱共作血多○靈樞衛氣失常篇云肉者多血則充形云云

萬全素問至真要大論云謹道如法萬舉萬全氣血正平長有天命

餌居家秘要云攻病曰藥可以服食曰餌

夫老人內虛脾弱陰虧性急內虛胃熱則易飢而思食脾弱難化則食已而再飽陰虛難降則

氣鬱而成痰至於視聽言動皆成廢懶百不如意怒火易熾雖有孝子順孫亦是動輙枙腕況未必孝順乎

陰虛難降　陰虛則無根故孤陽亢難降也升降失度則氣鬱於上而成痰也□

動輙　老子經第五十云民之生動之死地　義云動非動靜之動乃動輙之動也

扼腕　史記荊軻傳云樊於期偏袒搤捥而進　索隱曰搤音烏革反捥音烏亂反字書作掔掌後曰腕勇者奮厲必先以左手扼右捥也○韻會云捥與腕通○文選蜀都賦云劇談

戲論扼腕抵掌

所以物性之熱者炭火製作者氣之香辣者味之甘膩者其不可食也明矣雖然腸胃堅厚福氣深壯者世俗觀之何妨奉養縱口罔快一時積久必爲災害由是觀之多不如少少不如絶爽口作疾厚味措毒前哲格言猶在人耳可不愼歟

其不可食此其字醫綱作皆字福氣醫綱醫林作神氣災害素問陰陽應象大論云不用地之理則災害至矣爽口老子第十二章云五味令人口爽註何上公云爽妄也希逸云爽失正味也○文選張景陽七命八首公子曰耽口爽之饌甘腊毒之味服腐腸之藥御亡國之器雖子大夫之所榮故亦吾人之所畏厚味

腊毒國語云厚味寔腊毒註腊音昔厚味踰重祿也腊亟也讀若庴昔酒焉味厚也其毒亟也格言文選卷之十六潘安仁閒居賦云信用薄而才劣奉周任之格言註格至也猶在人耳文選西都賦遺言猶在耳

或曰如子之言殆將絕而不與於汝安乎曰君子愛人以德小人愛人以姑息況施於所尊者哉惟飲與食將以養生不以致疾若以所養轉爲所害恐非君子之所謂孝與敬也

於汝安乎 論語陽貨篇云子曰食夫稻衣夫錦於汝安乎 姑息 禮記檀弓上云曾子曰君子之愛人以德細人之愛人以姑息○續說郛一書傳正誤云姑息二字出檀弓陳澔注未解舊註苟容取安也亦未派陸務觀老學庵筆談王荊公熙寧初召還

翰苑札侍經筵之日講禮記曾子易簀一節
曰聖人以義制禮其詳見於林第之間君子
以仁行禮其勤至於垂死之際姑息者且止
之辭也天下之害未有不由於且止者也寻
謂荊公亦有所本觀會曰姑且也息止也左
傳曰姑已若何子姑待之已即止也荊公説
本此○楊升菴集四十四云姑息註姑且也
息休也其義殊瞞拔尸子云紂棄黎老之言
而用姑息之語註姑婦女也息
小兒也其義始明白合表出之　孝與敬論語爲政
篇云子游問孝子曰今之孝者是謂能
養至於犬馬皆能有養不敬何以別乎
然則如之何則可曰好生惡死好安惡病人之

常情爲子爲孫必先開之以義理曉之以物性旁譬曲喻陳說利害意誠辭確一切以敬愼行之又次以身先之必將有所感悟而無扞格之逆矣

好生惡死 靈樞師傳篇云王公大人血食之君驕恣縱欲輕人而無能禁之禁之則逆其志順之則加其病便之奈何治之何先岐伯曰人之情莫不惡死而樂生告之以其敗語之以其善導之以其所便開之以其所苦雖有無道之人惡有不聽者乎〇文

選四十一司馬子長報任少卿書云夫人

義 情莫不貪生惡死念父母顧妻子云云

理 性理字義云理與義對說則理是體義是用理是在物當然之則義是所以處此理者故程子曰在物為理處物為義

利害 老子第七十三章云勇於敢則殺勇於不敢則活此兩者或利或害　翼云殺猶死也利謂活害謂殺○鶴林玉露利害條云朝廷一有計校利害之心便非王道士大夫一有計校利害之心便非儒學紹興間張登為尤溪宰謁見事之日請邑之耆老人士相見首問天字以何字對皆曰地又問日字以何字對皆曰月又問利字以何字對皆曰害張曰誤矣人只知以利對害便只管要尋利夫人人尋

利其間多少事利字只當以義字對因詳言義利之辨一揖而退

敬慎 禮儒行篇云敬慎者仁之地也

扞格 禮學記云發然後禁則扞格而不勝註云扞拒扞也格讀如凍洛之洛謂如地之凍堅強難入也

吾子所謂絕而不與施於有病之時尤是孝道若無病之時量酌可否以時而進某物不食其物代之又何傷於孝道乎若夫平居閑話素無開道誘掖之言及至飢腸已鳴饞涎已動飲食

在前馨香撲鼻其可禁乎經曰以飲食忠養之
忠之一字恐與此意合請勿易看過

開導 荀子儒行篇云周公教誨開導成王使諭於道而能掩迹於文武楊倞註開導謂開道

誘掖 詩七衡門章小序衡門誘僖公

導達

也愿而無立志故作是詩以誘掖其君也註云誘進也掖扶持也○近思錄卷之九云所以誘掖激厲漸摩成就之之道皆有節序註云誘掖引而進之○韻會云詩誘掖註誘在前道掖在旁扶

以飲食

忠養之 禮記內則云曾子曰孝子之養老也樂其心不違其志樂其耳目安其寢

處以其飲食忠養之大全云夫養之以物止
足以養其口体養之以忠則足以養其志矣
○性理字義云伊川謂盡己之謂忠忠是就
心說是盡己之心無不盡實者字義中心爲
忠是盡己之中心 易看過 易難易之易過無
無不實故爲忠 過之過也○史記
發字例云過光臥反度也罪
過也又音戈經過度前也
予事老毋固有愧於古者然毋年踰七旬素多
痰飲至此不作節養有道自謂有術只因大便
燥結時以新牛乳猪脂和糜粥中進之雖以暫

時滑利終是膩物積多次年夏時鬱爲粘痰發爲腸癖連日作楚痢與隕穫爲之子者置身無地因此苦思而得節養之說時進參朮等補胃補血之藥隨天令加減遂得大腑不燥面色瑩潔雖覺瘦弱終是無病老境得安職此之由也

術　大學序云教之之術大全術即法也

新牛乳　新生之牛乳也〇養老書食治門曰牛乳最宜老人性平補血脉益心長肌肉令人身躰康強潤澤面目光澤志不衰故

爲人子者常須供之○本綱主治思邈云老人煮食有益時珍云治反胃熱噦補益勞損潤大腸治氣痢除疸黄老人煮粥甚宜

糜粥

禮記問喪篇云鄰里爲之糜粥以飲食之註云糜厚而粥薄薄者以飲之厚者以食之

寐興

詩大雅抑篇云夙興夜寐洒掃廷內

隕穫

禮記儒行云儒有不隕穫於貧賤不充詘於富貴註云隕穫者如有所墜失獲者如有所割也充者驕氣之盈詘者客氣之歉○鄭氏曰隕穫困迫失志之貌

置身無地

莊子盜跖篇云堯舜有天下子孫無置錐之地

隨天令加減

素問五常政大論云必先歲氣毋伐天和是爲主治○脾胃論云夫諸病四時用藥之法

如春時有疾於所用藥內加清涼風藥夏月有疾加大寒之藥秋月有疾加溫氣之藥冬月有疾加大熱之藥本綱人參發明杲是不絕生化之源也

參朮 曰人參甘溫能補肺中元氣肺氣旺則四臟之氣皆旺精自生而形自盛肺主諸氣故也○白朮之能毒見干前

瑩潔 瑩者玉類潔者清白也言顏色之發光

因成一方用參朮爲君牛膝芍藥爲臣陳皮茯苓爲佐春加川芎夏加五味黃芩麥門冬冬加當歸身倍生薑一日或一貼或二貼聽其小水

纔覺短少便進此藥小水之長如舊即是卻病捷法

因戊一方　濟世全書却病延年湯方後曰凡高年人但覺小水短少即是病進宜進此湯人參白朮白茯苓當歸身白芍陳皮牛膝山查肉小甘草右剉生姜煎服春加川芎夏秋加黄芩麥門冬冬加當歸倍生姜一日一劑或二劑小水長若舊止藥此丹溪養老之方也

君臣佐

素問至真要大論云帝曰方制君臣何謂也岐伯曰主病之謂君佐君之謂臣應臣之謂使類註云主病者對證之要藥也故謂之君君者味數少

而分兩重頼之以爲主也佐君者謂之臣味數稍多而分兩稍輕所以臣君之不逮也應臣者謂之使數可出入而分兩更輕所以備通行向導之使也此則君臣佐使之義〇註證細註曰愚按本節云止言君臣使而後世乃言君臣佐使須知本節云佐君之謂臣則臣即所謂佐非臣使之外別有佐之義也

後到東陽因聞老何安人性聰敏七十以後稍覺不快便却粥數月單進人參湯數貼而止後九十餘無疾而卒以其偶同故筆之以求是正

老何安人 老者老人也何者姓乎蓋婦人多稱其姓也安人者女之美稱也○書言故事云命婦七階淑人碩人令人恭人宜人安人孺人

是正 前漢書安帝紀詔五經博士是正文字○山谷載酒求是正

慈幼論

慈 釋名云慈字也字愛物○韻會云說文愛也上安下之詞

人生十六歲以前血氣俱盛如日方升如月將圓惟陰長不足腸胃尚脆而窄養之之道不可

不謹童子不衣裘帛前哲格言具在人耳裳下體之服帛温軟甚於布也

童子不衣裘帛

禮記曲禮上云童子不衣裘裳鄭氏註云裘大温消陰氣使不堪苦不衣裘裳便易○呂氏曰裘之温非童子所宜裳之飾非童子所便永嘉戴氏曰不衣裘裳所以養其体也○内則云十年出就外傳居宿於外學書計衣不帛襦袴鄭氏註云外傳教學之師也不用帛爲襦袴爲大温傷陰氣也○明醫指掌云綿衣太煖則陰内鎖使兒嬌怯多疾畧見些少風寒便易感冒皆保童太過之所致也所以貪兒堅

勁無疾富兒柔脆多夭者非愛惜之過乎

事物紀原卷之三云黄帝出軍決曰帝伐蚩尤未克夢西王母遣道人披玄狐之裘以符授帝然則彼時已有裘之名說文曰裘皮衣蓋上古衣毛冒皮之遺象也

裳

通典曰上古衣毛後代以麻易之先知爲上以制衣後知爲下以制裳易曰黄帝垂衣裳而天下治世本曰胡曹作衣宋衷曰黄帝臣呂氏春秋亦云淮南子曰伯余初作衣許慎注云黄帝臣也一云伯余黄帝也世本又云伯余制衣裳云云釋名云下曰裳

裳障也所以自障蔽也

蓋下體主陰得寒涼則陰易長得溫煖則陰腤

消是以下體不與帛納夾厚溫煖之服恐妨陰氣實爲確論

下體主陰 素問六微旨大論云故曰天樞之上天氣主之天樞之下地氣主之○至真要大論云岐伯曰身半以上其氣三矣天之分也天氣主之身半以下其氣三矣地之分也地氣主之

夾厚 左傳云如夾纊之溫云云○韻會袷字下云衣無絮絲曰夾衣也袷與夾通○厚廣韻重也

恐 史記發字例云曲用反疑也丘拱反懼也

血氣俱盛食物易消故食無時然腸胃尚脆而

窄若稠粘乾硬酸鹹甜辣一切魚肉木果濕麪燒炙煨炒但是發熱難化之物皆宜禁絶

腸胃尚脆　纂要云凡魚肉果麪燒炙稠粘等物皆宜禁絶　註云　脾胃尚脆飲食難化傷食則生積成痰又曰生硬冷物凉水瓜果酸梅之類勿令食自無疳癖之症

稠　玉篇稠密也粘與黏同○按飴餹之類乎

粘　○本綱飴餹下時珍曰按劉熙釋名云餹之消者曰飴形怡怡然也稠者曰餳○同氣味下震亨曰飴餹屬土而成於火大發濕中之熱○時珍曰凡中滿吐逆秘結牙䘌赤目疳病者切宜忌之

只與乾柹熟菜白粥非惟無病且不縱口可以養德此外生栗味鹹乾柹性涼可為養陰之助然栗大補柹大澁俱為難化亦宜少與婦人無知惟務姑息畏其啼哭無所不與積成痼疾雖悔何及

乾柹熟菜白粥　醫綱作熟菜白粥而乾柹之字無以下文考之蓋衍文也可從

白粥　本綱時珍云劉熙釋名云煮米為醫綱粥使糜爛也粥濁於糜育育然○

主治下時珍曰利小便止煩渴養腸胃○醫說卷之七云張文濟粥記贈潘邠老張安道每晨起食粥一大椀空腹胃虛穀氣便作所補不細又極柔膩與腸腑相得最爲飲食之良妙齊和尚說山中僧每將旦一粥甚繫利害如或不食則終日覺臟腑燥渴蓋能暢胃氣生津液也今勸人每日食粥以爲養生之要必大笑大抵養生性命求安樂亦無深遠難知之事正在寢食之間耳或者譏之果笑文濟之說然予觀史記陽虛侯相趙章病太倉公診其脈曰法五日死後十日乃死所以過期者其人嗜粥故中藏實故過期師言曰安穀者過期不安穀者不及期由是觀之則文濟之言又似有證後又見東坡一帖云夜

饑甚矣子野勸食白粥云推陳致新利膈養胃僧家五更食粥良有以也粥既快美粥後一覺尤不可說尤不可說

生栗

本綱栗下氣味鹹溫無毒孟詵曰凡栗日中曝乾食即下氣補益不爾猶有木氣不補益也火煨去汗亦殺木氣生食則發氣煮蒸炒熟食則壅氣凡患風水人不宜食味鹹生水也○宗奭曰小兒不可多食生則難化熟則滯氣膈食生蟲往往致病

乾柹

本綱白柹下時珍曰白柹即乾柹生霜者也○氣味甘平濇無毒弘景曰日乾者性冷生柹彌冷火熏者性熱○發明時珍曰柹乃脾肺血分之果也其味甘而氣平性濇而能收故有健脾澀腸治嗽止血之功

成痼疾

傷寒論卷

之二云凡人有疾不時即病隱忍冀差以成痼疾○韻會云説文久病也通作固禮記月令國多固疾亦通作錮賈誼傳必爲錮疾

所以富貴驕養有子多病迨至成人筋骨羸弱有疾則不能忌口以自養居喪則不能食素以盡禮小節不謹大義亦虧可不愼歟

成人禮記冠義云已冠而字之成人之道也

居喪則不能食素以盡禮禮記喪大記云君之喪子大夫公子衆士皆三日不食子大夫公子衆士

食粥納財朝一溢米暮一溢米食之無筭士
疏食水飲食之無筭夫人世婦諸妻皆疏食
水飲食之無筭　註云　納財謂有司供納此米
也鄭註財穀也謂米由穀出故言財一溢二十
四分升之一也食之無筭者謂居喪不能
頓食隨意欲食則食但朝暮不過此二溢之
米也疏食粗飯也○史記霍光傳註菜食無
肉曰素食○前漢書列傳三十八道上不素
食師古註素食　**小節**　史記管仲傳知我不羞
菜食無肉也　小節而耻功名不顯於
天下　**大義**　同孝文本紀世世弗絶天下之太
也　義也○孟子告子篇云飲食之人
則人賤之矣爲其
養小以失大也

至於乳子之母尤宜謹節飲食下咽乳汁便通
情欲動中乳脉便應病氣到乳汁必凝滯兒得
其乳疾病立至不吐則瀉不瘡則熱或爲口糜
或爲驚搐或爲夜啼或爲腹痛病之初來其溺
必甚少便須詢問隨證調治母安亦安可消患
於未形也

乳子之母 禮記内則云凡生子擇於諸母與可者必求其寛裕慈惠温恭愼而

寡言若使為子師〇千金方巻之八釋乳母法凡乳母者其血氣為乳汁也五情善惡悉是血氣所生也其乳兒者皆宜慎於喜怒夫人乳母形色所宜其候甚多不可求備但取不胡臭與癭瘻氣嗽瘑疥癡癃白禿癧瘍瀋唇耳聾齆鼻癲癇無此等疾者便可飲兒也師見其故灸癥便知其先疾之源也〇古今醫統八十八乳哺下云乳母飲食乳汁便通兒食其乳所感立應母食熱則乳熱母食寒則乳寒夏食熱乳則致吐逆冬食寒乳則利嗽

乳汁 本綱釋名時珍曰乳者化之信故字從孚化省文也方家隱其名謂之仙人酒生人血白朱砂種種名色蓋乳乃陰血所化生于脾胃攝于衝任未受孕則下為月水既

受孕則留而養胎已産則赤變爲白上 **口糜**
爲乳汁此造化玄微自然之妙也 云云
素問至真要大論少陽之復云云火 名
氣内發上爲口糜 次註云口吉糜爛 **驚搐** 醫
方考云搐者四肢屈曲 **夜啼** 病源候論云小
名○是則驚風之義也 兒夜啼者藏冷
故也夜陰陰氣盛與冷相搏則冷動冷動與藏
氣相并或煩或痛故令小兒夜啼也○外臺
玉案云夜啼非客忤之謂乃心經受熱也其
症至夜百計安之而不能止蓋心爲君火而
主於血夜則血歸於肝而心虚 **隨證調治** 醫
火熾故煩燥不寧而多啼也 綱
作隨證
治別

夫飲食之擇猶是小耳乳母稟受之厚薄情性之緩急骨相之堅脆德行之善惡兒能速肖尤爲關係

乳母稟受　醫統云凡乳母稟賦之厚薄性情之緩急德行之善惡兒食其乳能速肖之此其關係非爲小故殊不知瀕染既久識性皆同猶接水之造化也故不可不擇

骨相之堅脆　相韻會云質也○言人身質相之虛實也○靈樞壽夭剛柔篇云黃帝問於伯高曰余聞形有緩急氣有盛衰骨有大小肉有堅脆皮有厚薄其以立壽

天奈何云云肖說文云骨肉相似也○張子厚西銘云其踐形者惟肖也關係韻會云關要會也係聯絡也○肝要之義也

或曰可以已矣曰未也古之胎教具在方冊愚不必贅若夫胎孕致病事起茲昧人多玩忽醫所不知兒之在胎與母同體得熱則俱熱得寒則俱寒病則俱病安則俱安母之飲食起居尤當慎密

可以已 孟子告子上、是 **未也** 論語云、鯉趨而
亦不可以已乎 過庭曰、學詩乎
對曰 **古之胎教** 小學立教第一云、列女傳曰、
未也 古者婦人姙子、寢不側、坐不
邊、立不蹕、不食邪味、割不正不食、席不正不
坐、目不視邪色、耳不聞淫聲、夜則令瞽誦詩、
道正事、如此則生子 **在方册** 中庸云、子曰、文
形容端正、才過人矣 武之政、布在方
策、詩云、方版 **玩忽** 玩、玉篇云、戲也、弄也○忽
也、策、簡也 韻會云、忘也、又輕也、倏忽
也 **慎密** 易繫辭上、子曰、亂之所生也、則言語
以爲階、君不密則失臣、臣不密則失
身、幾事不密則害成、是
以君子慎密而不出也

東陽張進士次子二歲滿頭有瘡一日瘡忽自平遂患痰喘予視之曰此胎毒也慎勿與解利藥衆皆愕然予又曰乃母孕時所嗜何物張曰辛辣熱物是其所嗜因口授一方用人參連翹芎連生甘草陳皮芍藥木通濃煎沸湯入竹瀝與之數日而安或曰何以知之曰見其精神昏倦病受得深決無外感非胎毒而何

張進士 張氏之進士也○事物紀原卷之三
云據言曰周諸侯貢賢於天子升之
大學曰造士大學士論造士之秀者以告於
王而升諸司馬曰進士其事見於禮王制及
周官樂正之職此蓋進士之始也據言又云
隋大業中始置進士之科此設科之始也

愕然 三國志曹操殺神醫華陀蓋操愕然大
驚○前漢書張良傳良愕然欲毆之師
古云愕驚貌也○史記霍光傳愕然失色

乃毋 書盤庚上云古我先王暨乃祖乃父
胥及逸勤

連翹 本綱氣味苦平無毒發明杲曰十
二經瘡藥中不可無此乃結者散
之之義

生甘草 同 主治李杲云生用瀉火熱○
時珍云解小兒胎毒驚癇降火

止痛〇餘藥

之義出于煎

尹之次女形瘦性急體本有熱懷孕三月適當夏暑口渴思水時發小熱遂致以四物湯加黃芩陳皮生甘草木通因懶於煎煮數貼而止其後此子二歲瘡瘓遍身忽一日其瘡頓愈數日遂成咳瘧予曰此胎毒也瘡若再作病必自安已而果然若於孕時確守前方何病之有

四物湯方考四物湯下血不足者此方調之氣血人身之二儀也天地之道陽常有餘陰常不足人與天地相似故陰血難成而易虧是方也當歸芎藭地黄味厚者也味厚為陰中之陰故能生血川芎味薄而氣清為陰中之陽故能行血中之氣然草木無情何以便能生血所以謂其生血者以當歸芎藭地黄養五藏之陰川芎能調營中之氣五藏和而血自生耳

木通　本綱主治別録云墮胎發明云楊仁齋直指方言通身胸腹隱熱疼痛拘急足冷皆是伏熱傷血血屬于心宜木通以通心竅則經絡流行也

又陳氏女八歳時得癇病遇陰雨則作遇驚亦

作口出涎沫聲如羊鳴予視之曰此胎受驚也其病深痼調治半年病亦可安仍須淡味以佐藥功與燒丹元繼以四物湯入黃連隨時令加減半年而安

癇病　證治準繩云癇病發則昏不知人眩仆倒地不省高下甚而瘈瘲抽掣目上視或口眼喎斜或口作六畜之聲○醫方大成癲癇之論云其爲證也卒然之際旋暈顛倒口眼相引手足搐搦背脊強直口吐涎沫食頃乃蘇

胎受驚　素問奇病論云帝曰

人生而有病巔疾者病名曰何安所得之岐伯曰病名為胎病此得之在母腹中時其母有所大驚氣上而不下精氣并居故令子發為巔疾也　類註云愚按巔疾者即癲癇也本經巔癲通用於此節之義可見諸家釋為頂巔者非也蓋見之初生即有病癲癇者今人呼為胎裏疾者即此未聞有胎病頂巔者也凡諸篇有書巔字者當因此以辨其義

燒丹元　醫綱卷之三十六云燒丹元方原本未考按類苑用玄精石輕粉各一分粉霜鵬砂各五分研勻入寒食麪一分滴水和成餅再用麪裹煨黃取出去麪再研細滴水和丸如米大一歲五丸二歲十丸鹽水送下取下惡物為度未知是否

夏月伏陰在內論

天地以一元之氣化生萬物根於中者曰神機根於外者曰氣立萬物同此一氣

根於中者曰氣立　素問五常政大論云根於中者命曰神機神去則機息根於外者命曰氣立氣止則化絶○又六微旨大論云岐伯曰出入廢則神機化滅升降息則氣立孤危　註曰夫毛羽倮鱗介及飛走蚑行皆生氣根於身中以神爲動靜之主故曰神機也然金玉土石鎔埏草木皆生氣根於外假氣以成立主持故曰氣立也

人靈於物形與天地參而爲三者以其得氣之正而通也故氣升亦升氣浮亦浮氣降亦降氣沉亦沉人與天地同一橐籥子月一陽生陽初動也寅月三陽生陽初出於地也此氣之升也巳月六陽生陽盡出於上矣此氣之浮也

得氣之正而通 性理字義上同人物之生不出於陰陽五行之氣本只是一氣分來有陰陽陰陽又分來爲五行二與五則宮分合運行便有參差不齊有清有濁

有厚有薄且以人物合論同是氣但人得
氣之正物得氣之偏人得氣之通物得氣之
塞且如人形骸　老子天地不仁章第
却與天地相應一　槖籥　五云天地之間其猶
槖籥乎虛而不屈動而愈出異云槖籥冶鑄
所用致風之器也槖者外之櫝所以受籥也
籥者內之管所以鼓槖也釋略云槖以皮爲
之皮囊以爲風袋也籥以竹爲之袋口之管
也　蕭義　天以陽爲用故冬至後一陽之氣自
地而昇積一百八十日而至天陽極而陰生
地以陰爲用故夏至後一陰之氣自天而降
積一百八十日而至地陰極而陽生一昇一
降往來無窮譬猶槖籥鼓風以吹火一開則
氣出一闔則氣入氣出則如地氣之上昇氣

入則如天氣之下降蓋天地之中虛也元氣得以升降橐籥亦中虛也風氣得以出入人之一身鼻爲天門口爲地尸天地之間人中是也

人之腹屬地氣於此時浮於肌表散於皮毛腹中虛矣經曰夏月經滿地氣溢滿入孫絡受血皮膚充實長夏氣在肌肉所以表實表實者裏必虛世言夏月伏陰在內此陰之字有虛之義若作陰冷看其誤甚矣

腹屬地易繫辭下云乾為首坤為腹經曰素問四時刺逆從論云夏者經滿氣溢入孫絡受血皮膚充實長夏者經脈皆盛內溢肌中註證云夏氣在孫絡者正以夏時經脈甚滿其氣溢入孫絡孫絡受血而外之皮膚皆已充實所以人氣在孫絡也長夏者六月建未之月氣在肌肉者正以長夏經脈絡脈皆盛內溢于肌中所以人氣在肌肉也

世言夏月伏陰在內順生微論云夏三月此謂蕃秀夜臥蚤起心旺肺衰減苦增辛伏陰在內宜戒生冷神氣散越宜遠房室勿暴怒勿當風至秋為瘧勿晝眠勿引飲主招百病四月純陽之月忌入房五月毒月君子齊戒薄滋味節嗜慾霽

雨濕蒸宜烘燥衣時焚蒼朮常擦湧泉穴以
護足六月勿濯冷勿貪風夜勿納凉臥勿搖
扇腹護單衾食必溫煖○堵麁昌百斯達生
録云夏月陽氣發外伏陰在內是人脫精神
之時特忌下
利以泄陰氣
或曰以手捫腹明知其冷非冷而何前人治暑
病有玉龍丸大順散桂苓丸單煮良薑與縮脾
飲用草果等皆行濕熱之劑何吾子不思之甚
也

玉龍丸醫綱三十三暑門玉龍丸治一
切暑毒伏暑腹脹疼痛神効
硫黄 消石 滑石 明礬 各一两〇用
無根水調丸
大順散和劑局方暑門大順散治冒暑伏熱
引飲過多脾胃受濕水穀不分清濁
相干陰陽氣逆霍
亂嘔吐臓腑不調
甘草參拾斤 乾薑 杏仁去皮 肉桂去麁
剉寸長 尖 皮各
四
斤
桂苓圓同暑門大 肉桂去麁皮 茯苓去皮各
解暑毒 不見火 等分

單煮良薑 本綱高良薑下附方火炙高良薑令焦香每用五兩以酒一升煮三四沸頓服亦治腹痛中惡外臺○不兼用之味而佐使者名曰單煮也

縮脾飲 局方暑門解伏熱除煩渴消暑毒

白扁豆 去皮炒 乾葛 剉各貳兩 草菓 煨去皮

烏梅肉 縮砂仁 甘草 炙各四兩

不思之甚也 孟子告子上云豈愛身不若桐梓哉弗思之甚也

予曰春夏養陽王太僕謂春食涼夏食寒所以

養陽也其意可見矣若失涼臺水館大扇風車陰水寒泉果氷雪涼之傷自內及外不用溫熱病何由安詳玩其意實非爲內伏陰而用之也

春夏養陽　素問四氣調神大論云所以聖人春夏養陽秋冬養陰以從其根次註云春食涼夏食寒以養於陽秋食溫冬食熱以養於陰滋苗者必固其根伐下者必枯其上故以斯調節從順其根

大扇　事物紀原卷之八云崔豹古今注曰舜廣開視聽求賢人以自輔作五明扇而黃帝內傳亦有五明扇之起以五明而制也陸機扇賦曰

昔武王玄覽造扇於前然則今以招涼者周武王所作云故傳有武王扇暍之事一曰夏禹也

風車 史記河渠書第七詳尸子又曰行塗以楯行險以撮行沙以軌又曰乘風車云云○博物志云奇肱國民能為飛車從風遠行○按此言風車者當時為納涼用之乎

陰水 一本作陰木是也

前哲又謂升降浮沈則順之寒熱溫涼則逆之若於夏月火令之時妄投溫熱寧免實實虛虛之患乎

前哲又謂此事雖知云升降浮沉則順之寒熱溫涼則反之順其理和其氣爲治之大法也○又云夏天氣上行秋天氣下行治者當順天道謂如先寒後熱太陽陽明病白虎加桂也此天氣上行宜用之若天氣下行則不宜瀉脈宜寫相火命門則所矣○又云六月大熱之氣反得大寒之病氣難布息身涼脈遲一二至何以治之答曰病有標本病爲本令爲標用寒則順時而失本用熱則從本而逆時故不從標本而從乎中治中治者用溫也然則溫不能救大寒之病非薑附則不可若用薑附似非溫治之不然衰其太半乃止脈反四至餘病便天令治之足矣雖用薑附是亦中治也非溫而何經曰用熱

速熱雖用之不當然勝主可化亦其理也

實實虛虛

難經十二難云經言五藏脈已絶於內用鍼者反實其外五藏脈已絶於外用鍼者反實其內內外之絶何以別之然五藏脈已絶於內者腎肝氣已絶於內也而醫反補其心肺五藏脈已絶於外者其心肺脈已絶於外也而醫反補其腎肝陽絶補陰陰絶補陽是謂實實虛虛損不足益有餘如此死者醫殺之耳

或曰巳月純陽於理或通五月一陰六月二陰非陰冷而何予曰此陰之初動於地下也四陽

浮於地上燔灼焚燎流金爍石何陰冷之有孫真人製生脈散令人夏月服之非虛而何

燔灼焚燎流金爍石　素問氣交變大論云夏炎爍燔燎之變○五常政大論云太暑流行甚則瘡瘍燔灼金爍石流○楚辭招魂篇十日代出流金鑠石○山谷卷之十八和涼軒詩註云梁元帝與武陵王紀書太智季月煩暑流金爍石

孫真人　入門孫思邈唐京兆華原人幼稱聖童隋文帝召不拜太宗即位召見拜諫議大夫一固辭隱太白山學道養氣求度世之術洞曉天文精究醫業著千金方三十卷脈經一卷

獨於傷寒不及朱子小學箋註謂思邈
一爲唐名進士因知醫然爲技流惜哉

生脉散　人參　麥門冬　五味子　甘草

孫思邈云夏月常服補五藏氣○保命歌括
云孫真人立生脉散令人夏月服之謂四月
建巳丙火旺而辛金死五月建午丁火旺而
庚金敗故用生脉散以瀉丙丁之火補庚辛
之金使壬癸水之化源滔滔然于泉源之化也
○辨惑論清暑益氣方後云聖人立法夏月
宜補者補天真元氣非補熱火也夏食寒者
補水之源五味子之酸清肅燥金名曰生脉
是也故以人參之甘補氣麥門冬苦寒瀉熱
散孫真人曰五月常服五味子以補五藏之

氣亦此意也

格致餘論疏鈔卷之三　終

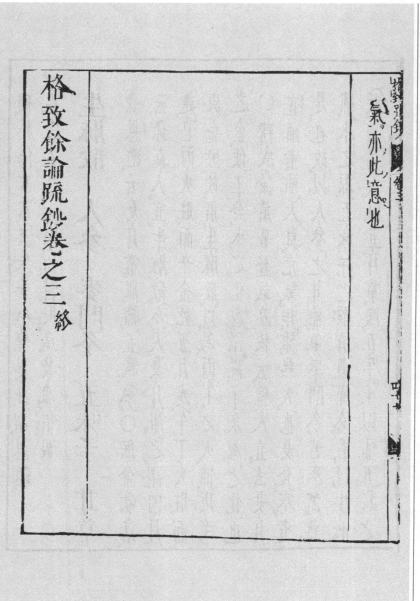